问天问地不如问博士

前列腺疾病

张 强 编著

前列腺——男性的"守护神"

用权威的声音解决您的"男"言之隐

追求健康、关爱自己、享受生活

西安交通大学出版社
XI'AN JIAOTONG UNIVERSITY PRESS

图书在版编目(CIP)数据

前列腺疾病/张强编著. —西安:西安交通大学
出版社,2016.12(2017.8 重印)
(问天问地不如问博士)
ISBN 978-7-5605-9241-1

Ⅰ.①前… Ⅱ.①张… Ⅲ.①前列腺疾病-防治
Ⅳ.①R697

中国版本图书馆 CIP 数据核字(2016)第 308977 号

书　　名	前列腺疾病	
编　　著	张　强	
责任编辑	赵丹青	

出版发行	西安交通大学出版社
	(西安市兴庆南路 10 号　邮政编码 710049)
网　　址	http://www.xjtupress.com
电　　话	(029)82668357　82667874(发行中心)
	(029)82668315(总编办)
传　　真	(029)82668280
印　　刷	西安建科印务有限责任公司

开　　本	880 mm×1230 mm　1/32　**印张** 4.125　**字数** 66 千字
版次印次	2017 年 3 月第 1 版　2017 年 8 月第 2 次印刷
书　　号	ISBN 978-7-5605-9241-1
定　　价	12.00 元

读者购书、书店添货、如发现印装质量问题,请与本社发行中心联系、调换。
订购热线:(029)82665248　(029)82665249
投稿热线:(029)82668803　(029)82668804
读者信箱:med_xjup@163.com

近些年来随着社会、经济、文化的开放和发展，人际交往和生活压力的增加，我国男性前列腺疾病患者越来越多，已经成为困扰广大中青年及老年男性的严重问题。据统计，前列腺疾病占泌尿外科门诊的 60% 以上，但是由于前列腺疾病的特殊性，许多患者经过治疗后效果并不满意，或者起效较慢，或者容易反复。在就诊的同时，许多患者也对前列腺疾病的发生、进展、预后以及如何预防产生诸多疑问。

前列腺是男性体内特有的一个重要器官，是男性体内最大的附属性腺。从青春期发育成熟后，其功能伴随男性一生，在排尿、生殖、性功能等方面发挥重要作用，可以说前列腺对男性的重要性无论如何都不能忽视。前列腺疾病主要包括急、慢性前列腺炎，前列腺增生症以及前列腺癌。这些疾病各有其特点，了解不同疾病的特点，有助于配合医生采用正确方法进行治疗，从而战胜疾病。

笔者多年来一直从事前列腺疾病中西医结合的临床治疗与研究，深深感到疾病给患者带来的痛苦，虽然可以采用中西医结合方法为多数患者解除病痛，但是由于前列腺疾病的特殊性，也有许多患者不能得到满意的疗效。在诊疗过程中，也发觉许多患者对前列腺本身以及前列腺疾病不了解，造成困惑，因此，为了普及前列腺疾病知识，特编写本书，希望能够给广大男性朋友提供帮助。

本书以问答的方式，深入浅出地从前列腺解剖、生理及其在人体的作用入手，论述了急慢性前列腺炎，前列腺增生症，前列腺癌的诊断、治疗、预防保健、食疗等，全书包括一百多个问题，篇幅不长，但内容丰富、信息量大、实用性强。不但详细介绍了各种前列腺疾病的知识，对患者就医、治疗乃至日常预防保健，都做了具体的指导。希望本书能够为广大男性朋友解除前列腺疾病困惑，为前列腺疾病患者就医、自我保健和预防提供帮助。

在本书编写过程中，参考了相关专家、教授的意见及文献，在此一并致谢！

因作者学识水平和经验有限，书中难免遗漏和缺憾，恳请读者批评指正，以便再版时纠正、完善。

张强

2016 年 11 月 21 日　于西安

科学认识前列腺

前列腺疾病的防与治

前列腺疾病的调养

科学认识前列腺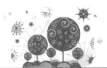

男性"前列腺"这个词,近些年频繁地出现在大家的视野中,那么它究竟是一个什么样的器官,对于男性来说有着怎么样的作用呢? 前列腺疾病都有哪些呢? 如何预防、治疗? 下面将给您一一解答。

前列腺是男性所特有的器官,号称男性体内最大的附属性腺。它位于膀胱前,是一个具有分泌功能的腺体,所以把它称为前列腺。它是男性最重要的附属生殖腺体之一,与男性性功能、生殖有密切的关系,在男性的一生中扮演着不可缺少的角色。

前列腺的生长发育要靠特殊物质——雄激素。随着青春期到来,雄激素开始分泌,源源不断地供应,促使它逐渐长大,青春期时前列腺重量可达 20 克左右,为其下一步的工作做好准备。

青春期后,前列腺开始了正式运行,它产生的前列腺液为精子提供能量,保持和维护男性的生殖和性功能。有了前列腺液的护送与营养,精子才能完成它繁衍生命的重大使命,有了它,男性也可以保持旺盛的性功能。在男性青壮年时期,前列腺可谓工作繁忙、责任重大、功不可没。这一时期,由于它频繁劳累的工作,因此特别容易发生故障,引起疾病。

过了 60 岁,前列腺进入了老年期。在激素的刺激下,前列腺细胞开始发生异常增生,身体开始"发福",体积开始增大,这就是人们常说的"前列腺增生"。它会导致尿道变细,排尿不畅,甚至尿不下来。个别人前列腺细胞还会发生突变而形成癌细胞,发生前列腺癌,更应当引起人们的警惕。

通过了解前列腺在男性体内从青少年到老年的历程,我们可以认识到,前列腺一生守护和维持着男性的重要生理功能,是名副其实的男性"守护神"。爱护它可以葆有青春活力,对它没有足够的关爱,就会给你带来无尽的烦恼。

2. 前列腺有哪些生理功能?

大家可能会问了,前列腺这个器官既然这么重要,究竟有什么用呢?又有哪些生理功能呢?从解剖上看,前列腺不大,约 20 多克,有栗子大小,可谓"弹丸之地",但它在男性泌尿生殖系统具有特殊的作用,主要有以下四大生理功能。

(1)外分泌功能:作为男性最大的附属性腺,前列腺含有许多腺泡和导管,其分泌的前列腺液组成精液的一部分,约占每次排出精液量的 20%～30%。它里面包含的成分,能够促使精液更快液化,让精子快快跑起来,并且为精子提供适宜的环境和能量,为精子进入女性子宫并与卵子结合创造必要的条件。

(2)内分泌功能:前列腺可以分泌丰富的 5α-还原酶,这种酶能将体内雄激素——睾酮转化为更具有生理功能的双氢睾酮,从而维持男性性功能和其他生理机能,保持男子汉的魅力。

(3)控制排尿功能:前列腺的一部分参与构成尿道内括约肌,可以控制排尿。当膀胱贮存一定量尿液后,神经反射产生尿意,这时膀胱逼尿肌收缩,尿道内括约肌放松,尿液得以从膀胱顺利排出。这个过程前列腺参与其中,可以更好地控制排尿,一旦前列腺功能受到影响,就会出现排尿异常症状。

(4)运输功能:前列腺实质内有尿道和两条射精管道通过,当射精时,前列腺和精囊腺的肌肉收缩,可将输精管和精囊腺中的内容物,也就是精液,经射精管压入尿道,进而排出体外。它的运输功能也就是输送尿液和精液。

3.前列腺在人体哪个部位?

前列腺在人体的位置还真不浅!一般的检查是摸不到

的,只有专业医师才能检查到。它位于男性盆腔内,耻骨联合下缘,耻骨弓之后,直肠之前,膀胱之下,尿道从它的中间穿行而过,也就是说它包绕着尿道起始部。在其后面的上部有左、右两个精囊腺,可以说是它的同胞兄弟。前列腺当中还有两条射精管穿过,与前列腺管都开口于后尿道。从形状上看前列腺很像栗子,底朝上,尖朝下,大小也差不多。正常情况下,B超检查前列腺的横径,也就是左右两侧的宽度约为 4 厘米。其长度,也就是从尖部到底部的纵径长度约为 3 厘米;其厚度即前后径,约为 2 厘米。前列腺的检查只能经过肛门指诊,在直肠前侧距肛门边缘 4～5 厘米,可以摸到。

4. 前列腺与排尿有关系吗?

从解剖关系上来看,前列腺属于男性生殖系统,尿道属于泌尿系统,两者似乎毫不相关。但由于男性泌尿和生殖器官的解剖位置十分贴近,生理功能上排尿和排精又密不可分,因此,二者的关系相当密切。

尿道从前列腺中央穿过,被包绕的这段尿道称为尿道前列腺部,它起自膀胱颈,直达尿生殖膈,平均长度约为 3 厘米,位于前列腺实质内,两端稍窄,中部增宽,是男性尿道管径最大的一段。这一段尿道有尿道括约肌与尿道前列腺部相联系,在尿道前列腺部的后壁,正中有一纵行的隆起,称为尿道嵴,尿道嵴的中部突起膨大成圆丘,称为精阜。尿道嵴两侧的沟内,有许多前列腺排泄管的开口,前列腺液可由此排入尿道。由于前列腺直接开口于后尿道,当前列腺发生炎症时,常常合并尿道发炎;同样,尿道的疾患也可影响到前列腺。前列腺增生时,增大的前列腺压迫尿道前列腺部,使之狭窄,导致排尿困难。如果平时经常憋尿,尿液还有可能反流到前列腺引起炎症。

5. 前列腺与精囊、射精管的关系是什么样的?

男性附属性腺不只有前列腺,还有精囊和射精管,那么,这三者之间有什么关系呢? 在前列腺上方,膀胱底和直肠之间,有两对器官斜向下穿入前列腺内,即成对的精囊腺和射精管。

精囊腺左右各一,长4～5厘米,近似倒八字形紧贴于膀胱后壁与直肠之间。精囊腺内腺腔较大,其排泄管与输精管末端汇合,穿过前列腺进入尿道前列腺部,开口于尿道嵴上。

射精管非常短,仅2厘米长,左右成对,为精囊腺与输精管末端汇合而成。两侧射精管穿入前列腺,开口于后尿道上。

这几个器官都是男性附属生殖器官,分别产生、储存、排出精液,与生殖关系密切。由于前列腺与精囊腺、射精管处于左邻右舍,三者在生理、病理方面常常互相影响。

6. 前列腺内部结构是怎样的?

前列腺在解剖上分成五个叶,即前、中、后叶及两个侧叶。前叶很小,位于尿道前方、两侧叶之间;中叶又称为前列腺峡部,像楔形,位于尿道后方,也就是两侧射精管及尿道之间的腺体组织,中叶容易发生腺体增生,引起排尿障碍症状;后叶位于射精管、中叶和两侧叶的后方。一般前列腺癌多发生于后叶。两侧叶紧贴尿道侧壁,位于后叶侧部前方,前叶和中央叶的两侧。通过直肠指诊可以摸到其两侧叶。

7. 什么是前列腺的包膜?

前列腺外围有一层坚韧的包膜,它与前列腺疾病的治疗以及用药密切相关。比如前列腺手术,就是以包膜为界限。前列腺包膜实际上由外层、中层和内层构成。外层为前列腺筋膜,紧贴在前列腺的前面和侧面,含有丰富的静脉和疏松结缔组织;中层为纤维鞘,也就是前列腺固有包膜,是一层致密而坚韧的包膜,因此,有些药物很难穿透它,在临床治疗中医生就要考虑这个因素。内层是肌层,与前列腺组织内的大量肌纤维相连。经过研究,发现许多药物不容易穿透前列腺包膜,因此,临床用药要考虑周到。

8. 为什么前列腺是生儿育女的保障之一？

男子正常生育的物质基础是发育正常的睾丸产生一定数量的精子，并且混合在精液内排出体外。精子从男性体内产生、成熟、贮存直到排出，是一个非常复杂的过程。男性射精是要靠精囊腺和射精管共同完成，而精囊腺和射精管分别位于前列腺后上方，膀胱底和直肠之间，成对排列，左右各一。附睾、前列腺、精囊等附属性腺的分泌液是精液的重要组成部分，包含有许多重要的营养成分，共同维护着精子的活力，促进受孕。由于前列腺与精囊腺、射精管处于左邻右舍，三者在生理、病理方面常常互相影响。性兴奋时，前列腺、精囊腺、射精管三者共同收缩，把由它们共同组成的精液射出体外，进入女性生殖道，进行受精。前列腺液中含有高浓度的锌和多种酶类。锌在精子发育、输送和获得能量方面有重要的作用，不育男子通过补充锌可以提高精子质量，促进生育。前列腺液中的各种酶则是保证精液处于液化状态的重要物质，没有它们，精液就会变为黏稠的一团，精子在其中就寸步难行，在女性生殖道内也无法前进，无法受精。一旦前列腺受到细菌等病原微生物感染，前列腺液成分势必发生变化，导致精子质量下降，影响生育。所以说，前列腺是人类生儿育女的重要保障之一！

9. 性功能与前列腺有什么关系?

　　性功能是成年男性重要的生理功能,事关个人的幸福生活。那么,前列腺与性功能有关系吗?

　　正常男子产生性冲动后,体内性器官包括睾丸、前列腺、精囊等就会发生一系列变化。尤其是前列腺,作为体内重要的附属性腺,它会随着性冲动而发生充血、肿胀,同时,增加分泌前列腺液,为射精做准备。正是由于前列腺以及精囊的充血、肿胀,而且分泌的腺体液逐渐增多,使男性在感觉上产生持续的性冲动以及憋胀感,由于射精管及尿道穿过前列腺,在这个过程中,精囊和前列腺内的压力逐渐增大。这种憋胀感随着性刺激加强而逐渐达到高潮,这时会阴部、盆腔底部的肌肉就会有规律地收缩,射精管开放,将精囊和前列腺内贮存的液体以较高的压力射出体外,同时伴随着强烈的快感,标志着性高潮的到来。随着性高潮的结束,前列腺等器官也逐渐恢复正常,为下一次性冲动做好准备。如果前列腺发生疾病或者功能下降,就会直接影响性功能,导致性欲下降,勃起不坚,射精过快等等状况,不但给广大男性带来烦恼,也会影响夫妻关系和家庭和谐。因此说前列腺与性关系密切。

10. 前列腺容易"醉酒"你知道吗?

美酒是人们交际交往的"润滑剂",也是调节生活压力的"减压器",唯一要注意的是不能过量!大家都知道人体器官当中由肝脏负责对酒精进行代谢和解毒,恐怕许多人不知道酒精对前列腺的影响。前列腺是一个对酒精十分敏感的器官。每当酒精进入人体,被迅速地吸收进入血液,流向身体的各个部位,全身的血管、神经就开始兴奋起来,除了变得面红耳赤、头晕目眩以外,前列腺也会兴奋不已。它虽然没有亲口饮酒,但却会被血液中带来的酒精所"灌醉"。

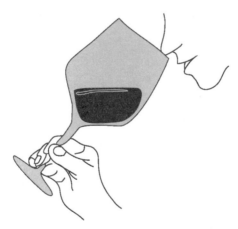

前列腺分布有丰富的血管,在酒精的刺激下,局部迅速地充血、肿胀,细胞组织出现水肿,使前列腺的身体慢慢地增大,超过了它所应该占有的位置,占据了大部分本来就不宽敞的尿道空间。当小便时,尿线就会出现分叉、变细。如果前列腺原来就有慢性炎症或增生,则更是雪上加霜,会出现会阴部胀痛不适,尿频,尿不尽,排尿困难等等症状,甚至发生急性尿潴留。

前列腺对酒精说"NO"! 特别是"老、弱、病、残"的前列腺。

人体具有强大的酒精处理能力,大脑数小时后就会从酒醉状态中醒过来。然而,前列腺却是醉得快醒得慢,一般要经过数天的时间才能渐渐地"苏醒"。因为前列腺的肿胀需要一个较长的回吸收过程,一般恢复到正常"身材",需要 3~5 天的时间。一时的痛快与潇洒,给前列腺带来长时间的煎熬,实在是一个得不偿失的事,尤其是患有慢性前列腺炎或前列腺增生的人,远离酒精才是明智的选择。

11. 中医如何认识前列腺?

中医把男性内生殖系统称为"精室",前列腺当然亦不例外。当时尽管解剖不发达,但是经过实践的观察,也清楚地认识到排尿和排精的不同,认为排尿是膀胱的功能所在,而排精则是精室的功能体现。同样的,排尿和排精的器官和道路也不同,那就是:排尿是经过尿道和尿窍排出体外;而排精则是由精室、精道来完成。中医的阴阳五行和脏腑学说理论,将人的各种生理功能分属于五脏六腑,而排尿和生殖以及性功能方面属于肾系统管辖。

我国著名的中医经典著作《黄帝内经》对五脏六腑的功能作了详细论述,其中对"肾"的功能是这样描述的:肾藏精,主水液,主生殖。这是肾的几个主要生理功能。肾藏精是指肾具有贮存、封藏人身精气的作用,它有广义和狭义两层意思:广义之精指的是维持人体生长发育以及脏腑功能活动的有形精微物质的统称,也就是我们通常说的人的精气神。狭义之精是禀受于父母而贮藏于肾的具有生殖繁衍作用的精微物质,又称生殖之精。肾主水液是指肾主持和调节人体水液代谢的功能,也就是尿液的储存和排泄。这方面的功能是通过肾的开阖作用来实现的,"开"就是输出和排出,"阖"就是关闭和储存,以保持体液相对稳定的贮存量。简单说肾既管理生殖和性功能,也控制小便的排出。那么具体由哪几个器官来实现这些功能呢? 排尿不用说是由膀胱进行的,而生殖和性功能则是精室的职责,也就是睾丸、前列腺、精囊等。所以,一般我们讲肾虚就包括前列腺疾病或者功能的异常。

12. 为什么说前列腺容易发病?

近些年来,各种前列腺疾病困扰了许多男性,有关资料统计:前列腺疾病占到泌尿科门诊人数的三分之二以上。

为什么前列腺如此容易"受伤"呢? 这与它所处的"地理

位置"和生理功能有关。我们知道前列腺位于膀胱和尿道之间,开口于后尿道,病菌有可能直接侵入;再加上前列腺是维持男性功能和生殖的重要器官,性冲动时,前列腺就要有所反应。青壮年时期,是前列腺的"多事之秋",性活动较多,生活和工作压力较大,导致身体抵抗力下降,再加上不良生活习惯等因素,使这个时期前列腺炎的发病率升高,可以达到20%~30%。到了50岁之后,由于年龄增长,器官老化,体内激素的紊乱,前列腺腺体开始增生肥大,从而引发排尿困难、夜尿增多等一系列症状。根据统计,老年男性60%患有前列腺增生,已经成为普遍的老年疾病。

13.前列腺容易发生哪些疾病?

前列腺在不同年龄段会发生不同疾病。青壮年时期前列腺发生的主要疾病是急、慢性前列腺炎,主要是由于性活动频繁,在性兴奋的刺激下导致前列腺反复充血,为细菌的生长提供了良好的条件。如不注意个人卫生、身体抵抗力下降或其他部位发生感染,细菌就会进入前列腺引起急、慢性炎症。还有一种情况是由于不良生活习惯造成的,比如频繁手淫、不规律的性生活、久坐不动、会阴部受凉受潮等,引起前列腺无菌性炎症或疼痛、功能下降,这种情况现在临床上也比较多见。进入老年时期,前列腺良性增生的发病率就会大幅度上升,如果没有及时发现和治疗,可以导致小便困难、血尿、尿潴留,甚至因肾积水而出现慢性肾衰竭。前列腺的另一种疾病就是恶性肿瘤——前列腺癌,这种疾病在欧美发达国家发病率很高,但是,近几年在我国有迅速增加的趋势,老年男性患者一定要定期做好相关检查,尽早发现肿瘤,及时采取必要措施。此外前列腺还可发生结核、结石、肉瘤等疾病,但发病率很小。

前列腺疾病的防与治

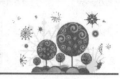

14. 前列腺炎到底是怎么回事?

前列腺炎是由于前列腺受到微生物等病原体感染,或某些非感染因素刺激而发生的前列腺炎症反应,以及由此造成的患者前列腺区域不适或疼痛、排尿异常、尿道有异常分泌物等临床表现,是一种常见且让人十分困惑的疾病。

前列腺炎分急性和慢性两种,患者临床症状多种多样,可有排尿异常症状,如尿频、尿急、尿痛、尿不尽、尿等待、尿末或大便后滴白等排尿异常症状;还有疼痛症状,如腰骶部疼痛、下腹坠胀疼痛以及会阴、睾丸、大腿内侧等部位疼痛不适;其次就是失眠、健忘等自主神经功能紊乱症状;还有最重要的男性性功能和生育功能障碍症状。有一些前列腺炎患者甚至缺乏明显的前列腺局部症状,而以机体其他部位的不适或异常为主要表现。

前列腺炎的发病机制还不清楚,目前认为它不是一个独立的疾病,而是综合性疾病,有独特的病因、临床特点和结局,有学者建议使用"前列腺炎综合征"的概念。

前列腺炎的发病率大约在 $4\%\sim25\%$,接近半数的男性在一生中的某个阶段会遭遇到前列腺炎的折磨。多数患者对治疗效果不满意,许多医生在治疗前列腺炎过程中也感到很棘手。目前存在的问题是临床症状与感染程度相关性不明朗,缺乏可靠的诊断方法,诊断标准不统一,滥用抗生素,疗效不满意,这些都有待研究解决。

15. 哪些不良习惯可以导致前列腺发炎?

许多前列腺炎患者都是因为个人生活卫生习惯不好而引发。如果您有以下几种不良习惯,就要警惕前列腺发炎:

(1)个人卫生习惯不好:不注意外阴部位以及性生活卫生,易导致病菌通过尿道感染,进而引起前列腺发炎。身体其他部位感染,如扁桃体炎、咽喉炎、附睾炎、肛周脓肿等,细菌也可以通过血液循环或淋巴管而引起前列腺感染。

(2)长时间坐位、骑车或驾驶:久坐以及会阴部受凉,使前列腺受到摩擦和压迫刺激,导致血液循环不通畅,发生肿胀、充血,前列腺液排泄受阻而诱发前列腺炎。

(3)过度饮酒及辛辣刺激食物:饮酒和辛辣食物如葱、姜、辣椒等可以引起血管扩张,诱发或加重炎症,也是患者病情反复发作、迁延不愈的重要原因。

（4）饮水过少或经常憋尿：饮水过少，排尿减少，尿道就得不到冲洗，容易引起感染；经常憋尿会引起下腹部神经紧张，引发尿液反流，尿液沿着后尿道前列腺管开口处刺激到前列腺，结果就会诱发前列腺炎症。

（5）禁欲或纵欲：经常手淫或性生活过度，使前列腺始终处于充血肿胀状态，得不到有效休息；反之，长期不过性生活，精液得不到排泄，也会引起前列腺肿胀引发炎症。

16.什么是前列腺液检查,有何意义?

许多患者弄不清楚前列腺液检查是怎么回事，更不清楚前列腺液化验单有什么意义。我们知道，前列腺每天都分泌一定量的前列腺液，通过它我们可以真实了解前列腺的状况。因此，前列腺液检查是诊断前列腺疾病特别是慢性前列腺炎的一种常用方法。医生通过前列腺按摩的方法采取前列腺液标本，然后在化验室进行前列腺液常规检查。将按摩后采集到的前列腺液滴在干净的玻璃片上，在显微镜下观察，根据检查结果判定前列腺有无炎症或炎症严重程度，指导治疗并且可以检验治疗效果。

那么检查包括哪些内容呢？一般包括以下内容：卵磷脂小体、红细胞、白细胞或脓细胞的数量。通常前列腺液常规正常值为 pH 值 6.4～6.7,卵磷脂小体＞＋＋＋/HP,白细胞＜10 个/HP,无脓细胞,无或偶见红细胞。前列腺液中的卵磷脂小体主要作为精子的营养物质,如果减少了,说明前列腺有炎症,影响其分泌功能。而在前列腺炎治愈后,可以恢复。前列腺液中的白细胞,一般认为＞10 个/HP 可以诊断前列腺炎,这就要进一步区分细菌性还是无菌性炎症。但是也有一部分患者白细胞并不多,或者经过治疗好转后白细胞也没有减少,这就需要根据具体情况来分析了。

17. 如何正确采集前列腺液标本?

慢性细菌性前列腺炎病原诊断应当采集前列腺液进行常规检查或细菌培养,假如标本采集不正确,就可能误导治疗。因此采集标本要注意以下几点:

(1)采集标本前应停用抗生素 3 天。由于抗生素进入人体,可以抑制标本中的细菌等病原微生物,造成假阴性结果。

(2)正常男性尿道口、阴茎包皮及龟头上常常存在有多种细菌或其他微生物,前列腺液标本容易受到这些微生物的污染,产生假阳性结果。在采集标本前一定要注意清洗外阴或检查包皮是否过长,是否存在感染。

(3)标本要及时送检。假如在体外停留时间过长,可能导致某些病原微生物死亡或繁殖,影响检验结果。前列腺液本身具有较为丰富的营养物质,长时间放置后有利于某些微生物的生长繁殖,会给检验结果带来影响。

18. 前列腺按摩是如何进行的,有什么作用?

在泌尿外科门诊,前列腺炎患者大多数要进行前列腺按摩作为检查和治疗的手段,这个检查需要医生在直肠指诊的基础上进行。检查的医生首先戴上橡胶指套或一次性手套,涂上润滑油。患者取肘膝位跪伏在床上,或者站立位弯腰,臀部抬高。操作者站在患者左侧,用右手食指戴指套后沾上少许润滑油,先轻柔地对肛门进行按摩,然后将手指慢慢伸入肛门内,在直肠前方,距离肛门口 5~6 厘米处,隔着直肠壁就可以触到前列腺。按摩时,用食指指腹轻轻挤压,但又要稍用力地从前列腺两侧压向中央沟,左右各按压 2~3 次,然后向前下挤压中央沟处的前列腺尿道部,如此反复进行数次。这时,患者会有排尿感,并有乳白色前列腺液从尿道口滴出,这时如要进行检查,可将其滴在干净的玻璃片上,送化验室。通过前列腺触摸检查,还可以检查到前列腺质地、硬度、大小、中央沟有无变浅或消失,有无结节,表面是否光滑,有无触痛等等。前列腺按摩不但是慢性前列腺炎重要的诊断方法,也是一部分慢性前列腺炎的治疗手段,通过按摩可以促进淤积的前列腺液引流,从而减轻和缓解症状,可以每周做一次,连续 4~6

周一个疗程。

19. 前列腺液白细胞增多都是发炎吗？

当前列腺发炎时,前列腺液卵磷脂小体会减少,白细胞数目会增多,显微镜下如果白细胞大于 10 个/HP,一般代表前列腺有炎症,但是也会出现以下情况:一些成年男性,可能在偶尔体检中发现自己的前列腺液内有超标的白细胞,这种情况也见于已经康复了的前列腺炎患者。那么,前列腺液内的白细胞增高都是炎症吗？该怎么治疗？

尽管前列腺液内白细胞的数量是慢性前列腺炎诊断和区分亚型的主要手段之一,也是疗效判定的重要指标之一,但近年来的诸多研究结果发现,前列腺液内白细胞数与患者是否存在细菌感染无相关性,与有无临床症状及其严重程度也无关,对选择治疗方法的参考价值及治疗反应的预测意义也不大。因此,对前列腺液内白细胞增高在前列腺炎中作用和意义待重新评定。多数学者认为前列腺液白细胞增多,原则上是不需要进行任何治疗的,只有存在临床症状时可以进行对症治疗。

20. 引起前列腺感染的罪魁祸首都有哪些？

自然界中引发人类疾病的病原微生物多种多样,它们大多数可以导致人体的感染性疾病。前列腺也不例外,在一定的条件下,病原微生物也引起前列腺感染,究竟哪些是导致前列腺感染的罪魁祸首呢？具体分为以下几种:

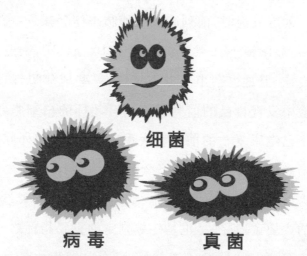

细菌

病毒　　　　真菌

（1）普通致病细菌:包括大肠杆菌、金黄色葡萄球菌、白色葡萄球菌、链球菌、肠球菌、克雷伯氏杆菌、变形杆菌等。

（2）特殊致病细菌:包括结核杆菌、淋病双球菌等。这些感染一部分是原有结核病引起,一部分是性传播疾病引发。

（3）病毒类:比如生殖器疱疹等引起。

（4）真菌类:如白色念珠菌等。可以直接感染或者是因长期大量不正确使用抗生素引起。

（5）其他病原微生物:如支原体、衣原体、阴道毛滴虫、梅毒螺旋体等,这些与性传播疾病有关系。

21.急性前列腺炎如何发生，会化脓吗？

急性前列腺炎的发病原因有感冒、过度饮酒、性生活过度、会阴部损伤、尿道或肛门急性感染等。前列腺急性发炎后，会引起后尿道、前列腺充血、肿胀，继而形成许多小型脓肿。患者会突然出现发热、寒战、腰骶部和会阴部胀痛，伴有尿频、尿急、尿痛、尿道灼热疼痛以及排尿困难，还会出现全身不适并有关节痛和肌肉痛等一系列症状。有时候容易被误认为感冒或者其他疾病。直肠指诊可摸到前列腺特别肿胀，有明显的触痛。需要指出：在急性前列腺炎时，不宜作前列腺按摩，因为这样会导致炎症扩散。

急性前列腺炎治疗控制不及时或者病情较重时，可以化脓发生前列腺脓肿。如果病情持续7～10天以上未能控制，体温持续升高，白细胞计数及中性粒细胞增高，估计就是形成了前列腺脓肿。前列腺脓肿的症状以直肠刺激症状及尿潴留较为多见。从以下几方面可以进一步明确诊断：

（1）直肠指诊：腺体明显增大，不对称，压痛剧烈，质软有波动，如脓肿破溃而脓液排出后成一空腔，局部有凹陷。

（2）尿道镜检查：见稠厚脓液从腺管开口流出。

（3）经会阴部穿刺或经尿道镜穿刺可吸出脓液。

（4）B超检查：前列腺有暗区反射，形态不规则，包膜光带不整齐,不连续。

22.急性前列腺炎西医如何治疗?

急性细菌性前列腺炎一旦确诊,采用抗生素药物治疗会有很好的效果。有条件的医院用药之前会做中段尿细菌培养和药物敏感试验,确定细菌种类后,应用有效的抗菌药物,这样可以迅速控制炎症。由于急性前列腺炎往往有体温升高、血中白细胞增高等全身中毒症状,因此以静脉给药为佳,一般可静脉滴注青霉素或第一代头孢菌素如头孢唑林钠等。抗生素要根据病情随时调整,如果应用3天后无效,就要改用其他更广谱的抗生素,例如氧氟沙星,第二、三代头孢菌素,或者根据药物敏感试验使用对细菌更加有效的药物。体温正常后,可改为口服用药,持续2~3周。口服药复方新诺明(SMZ-TMP)可以作为首选药物,另外其他抗生素,如环丙沙星、左氧氟沙星、阿莫西林、头孢氧苄等效果都比较好。

在抗感染治疗的同时,也要采取支持及对症治疗:注意卧床休息,给予充分营养及液体,高热时采用物理降温,疼痛严重者给予镇静剂及止痛剂。

如果出现前列腺脓肿,可以采取手术治疗。

另外还可以进行物理治疗,如采用蜡疗袋或热水袋置于下腹部、会阴部热敷,可增加局部血液循环,促进炎症吸收消散。

23.中医如何治疗急性前列腺炎？

中医治疗急性前列腺炎首先要辨证论治,分清证型,也就是说判断病邪哪方面偏重,热重还是湿重,从而选择适宜的方剂和药物。在辨别证型上分为湿热下注和热毒壅盛两种类型,主要治疗方法包括内治和外治两种。

🌿 内治法

(1)湿热下注型:属于急性前列腺炎的早期证候,治法清热利湿。

方药:八正散加减　车前子15克,木通6克,扁蓄15克,滑石20克,山栀10克,瞿麦15克,灯心草15克,甘草10克,大黄6克。有高热加银花15克,连翘15克,荆芥穗10克;如有血尿加大小蓟各10克,白茅根15克。

(2)热毒壅盛型:属急性前列腺炎晚期证候,热象偏重,治法泻火解毒。

方药:龙胆泻肝汤加减　龙胆草10克,黄芩10克,柴胡15克,生地15克,黄柏12克,车前草30克,泽泻15克,大黄10克,山栀10克,木通6克,甘草6克。

🌿 外治法

(1)局部热水坐浴,或用内服中药的第三煎坐浴,每日2次,每次半小时。

（2）野菊花栓塞入肛门中，每日 2 次，每次一枚。

24. 前列腺脓肿如何治疗?

前列腺一旦形成脓肿，治疗主要采用以下几种方法：

🌿 药物治疗

（1）支持及对症治疗：注意卧床休息以防炎症扩散。给予充分营养及液体，高热时采用物理降温，疼痛严重者给予镇静剂及止痛剂。

（2）抗感染治疗：根据脓液或尿液的细菌培养选用抗生素，如无条件培养时应首选青霉素。可静脉点滴广谱抗生素，要达到足量，在短期内控制病情。

🌿 手术治疗

可采用会阴部前列腺穿刺抽脓术，同时向脓腔内注射抗生素。若脓肿很大，可行脓肿切开排脓术。一种是经会阴前列腺切开排脓术：在会阴部中线两侧做切口，引流充分，不留死腔或假道，但是组织损伤多，切口深，术后会形成瘢痕。另一种是经直肠前列腺切开排脓术，适用于前列腺后叶周围脓肿，切口位于直肠黏膜下，脓液由肛门排出，术后无伤口瘢痕。

🌿 物理治疗

采用局部热疗，热毛巾、热水袋或中药包置于下腹部、会阴部做热敷，可增加局部血液循环，促进脓肿局限，炎症吸收消散,但应防止烫伤。

25.怎么判断是否患了慢性前列腺炎?

如果经常感觉尿不净,尿完了还想尿,或者是经常骑车者或长时间开车感觉会阴部位坠胀不适,包括小腹部胀痛不适感,这种情况往往就要考虑可能是慢性前列腺炎。慢性前列腺炎症状多种多样,主要有以下几种:一是排尿症状,由于炎症刺激,可出现排尿时尿道灼痛,并放射到阴茎头部,尿频、尿不尽感、尿分叉、尿末滴白等。二是局部疼痛症状,主要为小腹、会阴部、肛门部不适感、重压和饱胀感,下蹲或大便时加重,严重者可出现上述部位的隐痛。由于前列腺有丰富的交感神经,炎症时可刺激神经引起转移性腰痛,以腰骶部为主,可放射到阴茎、睾丸、腹股沟部、大腿内侧、臀部等处。三是性功能障碍症状:性欲减退或消失、射精痛、早泄、阳萎、遗精等,少数患者会引起不育症。慢性前列腺炎之所以出现上述症状,与它的解剖位置和功能有关系。前列腺位于膀胱与尿道之间,包绕尿道,开口于尿道,因此发炎后出现一系列症状。个别患者还会出现全身骨关节的变态反应,表现为关节炎症状。这一系列症状长期存在还会给患者带来精神、心理上的改变,出现乏力、头晕、眼花、失眠和抑郁、多疑等神经衰弱症状。

26.经常尿不尽是怎么回事?

正常人排尿每个白天大约4～5次,每次应该很痛快的排干净,但是,有些人就不一样,不但排尿次数增多,而且老感觉尿不干净,尿完了还想尿。泌尿外科门诊上经常遇到男性患者诉说自己老感觉尿不净,尿完了还想尿,持续很长时间,给日常生活带来不少烦恼。出现这种情况往往要考虑前列腺是否发炎。慢性前列腺炎时,由于后尿道部位的炎症刺激,就会出现尿频和排尿不净感。有的人还会出现尿分叉和尿末滴白现象。慢性前列腺炎除了排尿不适症状以外,还有会阴部疼痛不适、性欲减退、早泄等症状。

27.为什么会阴部坠胀不适?

有些男子尤其是经常骑车者或驾驶员会有这样的感觉:会阴部也就是阴囊和肛门之间的部位坠胀不适,包括小腹部重压和饱胀感,这种会阴部坠胀不适感让人感到特别不舒服,尤其是下蹲或大便时加重,以前不知道这是什么原因,现在经过仔细检查和鉴别,发现这也是慢性前列腺炎的症状之一。由于前列腺包膜具有丰富的交感神经,炎症时可刺激神经而引起转移性腰痛,以腰骶部为主,放射到阴茎、睾丸、腹股沟、会阴、耻骨上区、大腿内侧和臀部等处。这些症状长期存在还会给患者带来精神、心理上的改变,出现乏力、头晕、眼花、失眠和抑郁、多疑等症状。

28.慢性前列腺炎有哪些诱因?

诱因之一:前列腺充血

各种不同原因引起前列腺的充血特别是被动充血,比如长时间坐着或者骑车压迫,是慢性无菌性前列腺炎的重要致病因素。

诱因之二:病原微生物感染

各种微生物如细菌、支原体、衣原体、滴虫、真菌、病毒等都可成为导致前列腺发炎的感染源,其中又以细菌为最常见。细菌的侵入途径主要有三种:一是血行感染,病菌通过血液循环感染前列腺;二是淋巴感染,结肠、直肠、肛门部位的炎症可通过淋巴管道而感染前列腺;三是直接蔓延,尿中的细菌可直接进入前列腺,从而导致前列腺感染。

诱因之三:尿液刺激

医学上称尿液刺激为化学因素。尿液中含有多种酸碱性化学物质,当患者局部神经内分泌失调、后尿道压力过高、前列腺管开口处损伤时,都会造成尿液反流进入前列腺内,尿液中刺激性化学物质诱发前列腺炎。憋尿就容易导致尿液反流,因此要尽量避免。

🌱 **诱因之四：焦虑、抑郁、恐惧**

专家发现，50％以上的慢性非细菌性前列腺炎患者有焦虑、抑郁、恐惧、悲观等负面情绪。一部分前列腺患者常常夸大躯体的不适和疼痛感觉，自觉症状往往大于实际病情，这种情况被称为"紧张型前列腺炎"。

🌱 **诱因之五：免疫性因素、过敏**

研究表明，慢性前列腺炎与自身免疫因素有一定关系。曾在一些关节炎患者体内发现"抗前列腺抗体"。这是因先天或后天免疫缺陷而产生的抗体，从而导致前列腺组织损伤。

29. 前列腺充血是怎么回事？

各种不同原因引起前列腺充血特别是被动充血，是前列腺炎的重要致病因素，这种类型的前列腺炎称为"无菌性前列腺炎"。生活中引起充血的情形很常见：

（1）性生活不正常：性生活过频、性交被迫中断都可使前列腺不正常充血。过度节制也会产生憋胀压迫，造成被动充血。

（2）直接压迫会阴部：骑自行车、骑马、久坐、长时间开车等都可导致会阴部反复损伤和前列腺充血，尤其以长时间骑自行车最为常见。

（3）不健康的生活方式：酗酒、贪食油腻、辛辣刺激食物等不良生活习惯,容易导致前列腺充血、肿胀,前列腺势必受到影响。

(4)按摩过重:患者就诊时,医生对前列腺按摩的手法过重或过于频繁,也会引起前列腺部位的充血肿胀。还有就是某些侵入尿道的不适当治疗等医疗行为均可使前列腺充血。

(5)感冒受凉:感冒受凉可引起人体的交感神经兴奋,导致尿道内压增加、前列腺管收缩而妨碍前列腺液排泄,产生淤积性充血。

30. 慢性前列腺炎最新分类和诊断标准是什么?

多年前慢性前列腺炎分类和诊断标准不统一,造成医生在诊断和治疗方面没有一个统一的目标,也给患者带来困扰,从而影响临床诊疗。1998 年美国国立卫生研究院国际前列腺炎协作组织(NIH)修订了前列腺炎的分类方法,为我国医学界所采纳。我国目前临床上都采用这个分类方法。它将前列腺炎分四型六类:

Ⅰ型——急性细菌性前列腺炎。

Ⅱ型——慢性细菌性前列腺炎。

Ⅲ型——慢性无菌性前列腺炎,这一型又分为两个亚型:Ⅲ A 型——炎症性慢性前列腺炎或炎症性慢性盆腔疼痛综合征;Ⅲ B 型——非炎症性慢性前列腺炎或非炎症性慢性盆腔疼痛综合征。

Ⅳ型——无症状炎症性前列腺炎。

其中第Ⅱ、第Ⅲ类属于慢性前列腺炎,占了临床病例的绝大多数。

以上分类的诊断如何确定,要靠严格的医院化验,通过留取前列腺按摩前后的尿液来进行。如果按摩后尿中细菌和白细胞增多,则提示慢性细菌性前列腺炎(Ⅱ类)。仅仅白细胞增多则属于炎症性慢性前列腺炎或炎症性慢性盆腔疼痛综合征(ⅢA类)。而细菌和白细胞均不增多者则属于非炎症慢性前列腺炎或非炎症性慢性盆腔疼痛综合征(ⅢB类)。而Ⅳ型的特点是没有临床症状,但是前列腺液化验当中有问题,这种情况有时候也需要治疗。

近几年随着学科发展,临床治疗前列腺炎经验的积累,专家又制订了前列腺炎临床个性化治疗的表型分类系:UP-OINT。这个分类系统由 6 个独立的因子组成,分别为排尿症状(U)、社会心理的症状(P)、器官特异性症状(O)、感染症状(I)、神经系统性的症状(N)及盆底肌疼痛症状(T)。这样分类能更好地为临床医师在前列腺炎的治疗上提供以上六个因素的参考,促进其向综合性治疗方式转变。

31. 怎样用 Meares 定位法诊断慢性前列腺炎?

Meares 定位法就是临床上常用的尿液分段定位检查法。

通过这项检查,可将前列腺炎与膀胱炎、尿道炎区别开来,也有利于对前列腺炎本身进行分类。

检查的方法是这样的:嘱患者喝一定量的水,上翻包皮,清洗龟头和尿道口。先收集初尿 10 毫升,即 VB_1;继续排尿 200 毫升后,收集 10 毫升中段尿即 VB_2,然后停止排尿,作前列腺按摩,收集滴出的前列腺液 3～5 滴,即 EPS;再排尿收集 10 毫升尿液,即 VB_3。以上收集的标本分别进行细菌培养计数和药物试验。这个实验的临床意义是:①VB_2 菌落多且超过 1000 个/毫升,为膀胱炎症。②VB_1、VB_2 阴性,或小于 3000 个菌落/毫升,而 EPS 或 VB_3 菌落大于 5000 个/毫升,可诊断为慢性细菌性前列腺炎。③有的患者 EPS 按摩不出来,这种情况可用 VB_3 代替分析。因为前列腺按摩后约有 0.1 毫升 EPS 留于尿道内,VB_3 的菌落数大于 10000 个/毫升才有临床意义。

32. 慢性前列腺炎都是细菌感染吗?

一提起炎症,大家心里一般认为是细菌感染,但是,前列腺炎并不是这样。从慢性前列腺炎的发病过程及诱因、临床表现以及分类来看,它不单单是细菌感染,还有其他许多非感染因素。常见的因素包括:

(1)分泌物滞留:排尿或者排精后,滞留于男性尿道内的前列腺液、精液或尿液均容易造成尿道微生物的生长繁殖,此时如不及时排出,容易引起前列腺炎。

(2)手淫与性活动:频繁的手淫或性活动造成尿道及前列腺的过度充血,加上对尿道的挤压作用而有助于病原体在尿道内的逆行扩散,从而引发前列腺炎。

(3)辛辣食物:酗酒和大量食用辛辣食品能够对尿道和前列腺形成刺激作用,并引起其组织充血和血管扩张,有利于病原体的生长繁殖与扩散。

(4)医源性损伤与感染:使用尿道器械检查,例如尿道扩张、导尿或经尿道插入内窥镜时,必然存在将尿道内的正常菌群带至后尿道的前列腺开口处的可能。此外也可以造成尿道和前列腺的机械性损伤,容易诱发前列腺的感染。

(5)机体的抵抗力下降:受凉、过度劳累等可以导致机体的抵抗力降低,引起前列腺发炎。

(6)心理因素:紧张、焦虑、悲伤、恐惧等不良精神心理因素可以使男性盆腔肌肉发生不自主地收缩,造成对膀胱与尿道的影响,刺激机体的自主神经系统,造成前列腺分泌量的改变,从而引发前列腺发炎。

33.诱发前列腺炎的因素有哪些?

前列腺炎是目前男性特别关注的问题,哪些因素能够诱发前列腺炎呢？经过总结发现有以下十类：

因素一：细菌以及某些非细菌性微生物感染,如病毒、支原体、衣原体、滴虫等感染。

因素二：性生活不正常,例如性生活过频、过度手淫、性交中断、性生活过度抑制等。

因素三：前列腺结石或前列腺增生使前列腺组织充血,造成非特异性感染。

因素四：由于导尿或尿道扩张操作时消毒不严格,导尿管或尿道器械带入病菌而致病。

因素五：过度饮酒、久坐、长时间开车、骑自行车、骑马等骑跨动作。

因素六：受凉会引起前列腺的交感神经活动,导致尿道内压力增加,前列腺管收缩,不利于前列腺液的排泄。

因素七：前列腺按摩次数过频,用力过大。

因素八：直肠、结肠、下尿路等前列腺近邻器官的炎性病变。

因素九：全身其他部位的感染,如扁桃体、肛门、直肠感染等,细菌可通过血液循环到达前列腺使其发病。

因素十：性传播疾病,以淋菌性尿道炎常见,淋球菌经尿道和前列腺管进入前列腺使其发病。

34. 冬季为什么要保护好前列腺?

前列腺是人体非常少有的、同时具有内外双重分泌功能的性分泌腺。作为外分泌腺,前列腺每天分泌约 2 毫升前列腺液,构成精液的主要成分;作为内分泌腺,前列腺分泌的激素称为"前列腺素",它具有扩张血管,改善血液循环的作用。

为什么说冬季前列腺炎多发呢? 由于在寒冷的冬季气温降低,前列腺交感神经的兴奋性会明显增强,使前列腺血管以及腺体收缩,造成慢性充血,导致尿道内压力增加,严重时可引起尿液逆流入前列腺内。尿道压力的变化又会加重前列腺液的淤积,导致前列腺疾病发作。由于低温和人体活动的减少,促使病灶部位肌肉紧张、血管收缩、血液循环减慢,加重前列腺的充血与水肿,从而使得症状加重、病情恶化。因此,在寒冷的冬季一定要加倍保护好前列腺,避免受凉而发病或者加重病情。

35. 慢性前列腺炎怎么治?

慢性前列腺炎一旦确诊,该如何治疗呢? 按照前列腺炎最新分类方法,各种类型慢性前列腺炎治疗原则如下:

(1)慢性细菌性前列腺炎(Ⅱ型):应该在细菌培养和药物敏感试验的基础上,首先应用足量抗生素治疗,疗程至少 6 周,如为特殊细菌感染,比如淋球菌等,应治疗 12 周。如症状完全缓解可停药。如病症部分缓解,则将抗生素剂量改为抑菌剂量。若症状未改善,应再次前列腺按摩检查,并更换抗生素。

(2)炎症性慢性前列腺炎(ⅢA 型):因为可能存在潜在的细菌感染,故可采用抗生素试验性治疗,如效果良好,可用 6 周。如抗感染无效,可选用植物药(即植物提取药及中成药)、α-受体阻滞剂(如盐酸坦洛新、特拉唑嗪)等。也可以进行前列腺按摩,每周一次,持续 6 周。

(3)非炎症性慢性前列腺炎(无菌性前列腺炎,ⅢB 型):由于这个类型前列腺炎是无菌性的炎症,所以一般不使用抗生素,而是采取三联疗法:α-受体阻滞剂、镇痛药和解症药。2 周后,可选用非甾体类抗炎药(如芬必得)。一般 α-受体阻滞剂至少使用 3 个月。另外辅助以放松锻炼,心理治疗,改变生活方式等支持疗法。

以上主要是西医对不同类型慢性前列腺炎的治疗原则和方法,需要指出:每一种类型的慢性前列腺炎,都可以配合中医药治疗。

36."秘密通道"怎样治疗前列腺炎?

治疗慢性前列腺炎要保证病变部位药物的有效浓度,才能药到病除,达到良好的疗效。由于前列腺解剖的特殊性,口服或注射方式给药,往往难以达到药物的有效浓度。现在发现前列腺和直肠周围有极其丰富的静脉丛,它们之间存在互相连接的"秘密通道",因此发现了经过肛门用药的通道和方法。把具有清热利湿、解毒消炎、活血化瘀、松弛平滑肌等作用的中药制成栓剂,经肛门放入直肠,5 分钟后就可以在前列腺中检测到,24 小时内前列腺组织中的药物浓度仍高于其他器官。它的优点显而易见:应用方便,安全,每次 1 粒,每天只需 1 次,塞入肛门内 3~4 厘米即可。现在还有一种纳米级别的抗菌凝胶,装在一个管状容器里,使用时插入肛门,将凝胶挤入直肠,在局部发挥作用。还可以采用中药汤剂,通过灌肠的方法注入直肠,保留一段时间(20~30 分钟),也是利用这个机理。利用肛门直肠与前列腺周围血管之间的"秘密通道"治疗慢性前列腺炎,真是独辟蹊径,直捣病穴,能为患者更好地解除病痛,事实证明它不失为一个治疗前列腺炎的好方法。

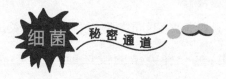

37. 中医如何认识慢性前列腺炎?

从中医传统文献记载来看,中医对前列腺及其疾病早有认识,古代由于解剖水平限制,把男子内生殖系统统属于"精室"范畴,认为前列腺乃男子"藏精之室"。在当时已经清楚认识到排尿和排精是有区别的,尿窍、尿道与精窍、精道是不同的,它们分别可以发生不同疾病。明·王肯堂《证治准绳·杂病-赤白浊门》曰:"溺(尿)与精,所出之道不同。淋病在溺(尿)道;浊病在精道。"所以中医把前列腺炎症称为"精浊"或"劳淋",顾名思义就是蓄精之室受到了损害。隋代巢元方所著医学著作《诸病源候论》中记载:"肾气衰弱故也"。说明本病的发生与肾有密切关系。中医所说的肾主生精和藏精,因外来或内在因素造成肾藏精功能失调,藏精之室受到侵扰,则会引发"精浊"之患。

中医认为"精浊"发病的原因有以下几类:嗜食辛辣、肥甘食物,过度饮酒,易酿成体内湿热,湿热下注扰及精室致气血阻隔而发病;或房事不节耗伤肾气,肾阴肾阳受损,劳伤精气,精关失固则发病;长途骑马骑车,致会阴部气血不流畅,导致气血瘀滞,日久侵及精室发病。经过多年临床实践证明,中医辨证确为治疗慢性前列腺炎的好方法。

38.慢性前列腺炎中医分几型,如何治疗?

中医治病讲究辨证论治,也就是把疾病在人体的表现按照相应脏腑阴阳虚实、寒热温凉等进行分类,不同类型治疗方法大不相同。按照这个指标,将慢性前列腺炎分为四型:

(1)湿热蕴结型:症状为小便频急,尿色黄,尿道热痛,少腹、腰骶、会阴及睾丸坠胀不适,口苦,舌红苔黄或腻,脉数。治法:清利湿热,分清化浊。方药:八正散加减。药物组成:木通6克,土茯苓20克,车前草15克,瞿麦15克,扁蓄15克,滑石15克,山栀10克,野菊花10克,黄柏10克,生甘草6克。

(2)阴虚火动型:尿频,尿不尽,腰膝酸疼,头晕眼花,失眠遗精,尿末或大便时有精浊滴出,舌红苔少,脉细数。治法:滋养肾阴,清泄相火。方药:知柏地黄丸加减。药物组成:知母10克,黄柏10克,生地15克,熟地10克,丹皮10克,山药20克,泽泻10克,云苓10克,草薢20克,菖蒲10克,莲子心10克。

(3)肾阳虚弱型:尿频,夜尿多,面色㿠白,神情疲惫,腰膝酸冷,性功能下降,舌质淡胖,脉象沉迟。治法:补肾温阳,固精化浊。方药:桂附地黄丸加减。药物组成:附子10克,肉桂10克,熟地24克,山萸12克,枸杞子15克,杜仲20克,芡实15克,煅龙骨20克,锻牡蛎20克,菟丝子20克。

(4)气血瘀滞型:少腹、腰骶、睾丸、会阳部坠胀坠痛为主,尿频尿不尽感,偶有血尿、血精。舌质暗红有瘀斑,脉弦涩。治法:活血散瘀,疏通精道。方药:桃红四物汤加减。药物组成:桃仁10克,红花10克,赤芍10克,丹参20克,泽兰15克,王不留行20克,牛膝10克,川楝子10克,青皮10克,败酱草20克。

39. 为什么说慢性前列腺炎难缠?

在泌尿外科门诊中,最令人们感到困惑的疾病莫过于慢性前列腺炎。许多患者到处寻医问药,几乎把当地医院和专家都看遍了,服用了许多药物,尝试了许多方法,也花了不少钱,可病总是不好。那么,慢性前列腺炎为什么这么难缠呢?大致有以下三个因素:

(1)客观因素:这是由前列腺本身的特殊解剖部位和结构决定的。前列腺位置深,位于盆腔底部,膀胱与尿道之间,其表面有一层坚韧的包膜,形成一道屏障,致使大多数抗生素难以透过。其次前列腺腺管开口于后尿道,又与精囊相邻,常与精囊炎、输精管炎、附睾炎及后尿道炎共同存在,相互影响。细菌感染时,如果治疗不彻底,可以造成细菌残留到这些腺管当中,也可能形成脓栓堵塞前列腺管,当人体抵抗力降低时,它便"死灰复燃"。

(2)医源性因素:有的医疗机构在广告中夸大疗效,或者采取一些容易带来副作用的治疗方法;一部分医生也过度用药治疗,急于求成,频繁更换抗生素,这样只会使细菌产生耐药性,增加治疗难度。正规的用药方法应该选取敏感抗菌药物,持之以恒,才能取得预期疗效。过度地不恰当地治疗方法容易损伤前列腺组织,产生硬化、瘢痕,导致反复发作。

（3）主观因素：由患者本身因素造成的，包括不良的生活习惯，如饮酒、吸烟、长时间骑车等。另一个重要原因是性生活不适当，性生活过频可使前列腺长时间处于充血状态，不利于功能的恢复；相反，性生活过少则会使前列腺分泌物淤积。还有的患者由于长时间患病，诸多症状的困扰，导致心理负担加重，出现神经衰弱甚至精神抑郁症状，出现焦虑，抑郁，失眠，沮丧等症状和情绪，甚至怀疑自己得了绝症，对生活丧失了信心。

以上这些因素，不同程度地影响了慢性前列腺炎的临床疗效，导致疾病难以痊愈，反复发作，所以说它难缠。

40. 慢性前列腺炎能引起性欲减退吗？

门诊上经常可以见到慢性前列腺炎患者就诊时向医生诉说：得病以后，性欲明显下降，甚至出现早泄、阳萎等。那么慢性前列腺炎能否导致性功能障碍呢？这要从性功能的机理说起。

从性冲动到阴茎勃起，完成性生活这个过程，主要与体内的激素水平，神经的传导，血管的扩张和收缩等因素有关。由于前列腺炎症的存在，影响到勃起神经及血管功能，导致勃起障碍。其次性兴奋时，前列腺充血，导致症状加重，刺激到后尿道、射精管就会出现早泄。另一方面，由于患者长期下腹、会阴部或腰骶部疼痛或不适,产生心理压力,加之对疾病的不了解,久而久之精神因素就可导致患者性欲下降,出现性功能障碍。因此在慢性前列腺炎的治疗中,药物固然很重要,但心理疏导也不可缺少。从以上分析可以肯定地说慢性前列腺炎能引起性功能下降。

41. 前列腺炎是如何造成男性不育的?

前列腺属于男性体内最大的附属性腺体,它分泌的前列腺液中的酶可以促使精液及时液化,使精子能够活动起来从而受孕。前列腺一旦发炎,由于细菌和其分泌毒素的影响,消耗精液的营养成分,干扰前列腺液中酶的活性,使精液黏稠度增加,甚至使其凝集成团块状而不能液化,严重影响精子的运动。前列腺的炎症还刺激体内产生抗精子抗体,造成女方体内对精子产生排斥,严重影响受孕。炎症也可以导致精子发生畸形,造成精子活动率降低,从而引起男性不育症。

42. 前列腺炎与前列腺增生有关系吗?

经常见到临床上有年轻患者 B 超检查结果是"前列腺增生",对他们造成困扰,其实这种结果是超声下所看到的前列腺的增大,并不是真正的"前列腺增生症",而是慢性炎症导致的前列腺肿胀。有的患者也很担心长期炎症会转化为前列腺增生。实际上慢性前列腺炎和前列腺增生是两种不同性质的疾病,它们的病因、病理各异。那么为什么慢性前列腺炎患者会出现前列腺增大的检查结果呢? 这是由于前列腺发炎以后,炎症细胞浸润腺体,导致其充血水肿所致,通过肛门指诊也可以触摸到前列腺确实肿胀、变大,但归根结底还是炎症所致。

而前列腺增生症是由于男性年龄增加,雄激素刺激前列腺腺体细胞和平滑肌细胞增长所引起,常见于 50 岁以上的男性,是一个老年男性常见的疾病。慢性前列腺炎对睾丸的分泌功能及性激素代谢过程没有影响,因此不会引发增生。所有研究没有发现慢性前列腺炎患者比正常人更容易患前列腺增生症。反倒是有些前列腺增生的老年患者容易因尿液排泄不畅而并发炎症,因此,年轻的患者不必担心增生问题。

43. 前列腺炎能发展为癌吗?

经常有患者问医生:我的前列腺炎会不会最后发展为癌症? 有些研究表明,癌症的发生原因之一就是慢性炎症长期刺激的结果,那么,慢性前列腺炎长年不愈会不会转化为前列腺癌呢?

根据国内外专家一系列研究表明,前列腺癌的病因目前认为与遗传、免疫、理化、饮食和生活习惯等因素有关。一些实验表明,雄激素能加速前列腺癌生长,而雌激素或切除睾丸后前列腺癌生长减缓。还有研究认为前列腺癌与病毒等慢性感染有关。但没有证据证明前列腺炎与前列腺癌之间有必然联系。慢性前列腺炎的特点是青壮年发病率高,是由于微生物感染、不良生活习惯、前列腺受凉、压迫等因素所导致,它是男性青壮年时期的一个阶段性慢性疾病,不影响睾丸分泌雄激素的功能及激素代谢,更不会造成前列腺腺体细胞的变化,可以断定,慢性前列腺炎在相当长的时期内不会直接导致前列腺癌,而前列腺癌的发生与炎症也没有关系。

44.慢性前列腺炎能根治吗?

经常有患者前列腺炎反复发作多年,经过许多方法治疗不能彻底痊愈,容易产生疑问:我的前列腺炎能根治吗?因为慢性前列腺炎这个疾病容易反复发作,而且迁延难愈,有时症状持续存在,治疗后缓解不明显,所以引起患者疑虑。我们要告诉更多前列腺炎患者的是:慢性前列腺炎完全可以根治!因为经过多年研究,治疗慢性前列腺炎的办法越来越多,尤其是中医药治疗,发挥了重要作用。患者自身要做的是:首先,要树立战胜疾病的信心,必须严格按照医生的嘱咐,坚持用药,耐心综合治疗。其次,注意生活起居,养成良好的生活习惯,防止过度疲劳,预防感冒;最好不饮酒,忌辛辣刺激饮食;

避免长时间骑自行车,不坐潮湿之地。同时,有规律的性生活,急性期要节制房事,病情稳定后既不要过分频繁,也不需要禁欲。最后,要了解疾病知识,减轻心理负担,消除焦虑情绪,防止产生精神症状,发展自身兴趣爱好,适当进行体育锻炼。

只要注意以上问题,并与医生密切配合,采用合理的中西药物治疗,配合理疗及必要的心理治疗,慢性前列腺炎是完全可以根治的。

45. 哪些疾病容易与慢性前列腺炎混淆?

需要与慢性前列腺炎鉴别的疾病有以下几种:

(1)非特异性尿道炎:男性的非特异性尿道炎以生殖道感染为特征,可以出现与前列腺炎相似的症状。特征是尿道排出分泌物,伴有尿频,尿灼热感,一般没有会阴部或者小腹部的疼痛不适感,比较容易鉴别。采用尿道口分泌物涂片分析及首段尿液分析,可以明确诊断。

(2)间质性膀胱炎:间质性膀胱炎的病因可能与自身免疫反应异常有关。患者有排尿异常和下腹疼痛不适等症状,持续性反复发作,以尿道刺激征伴有膀胱区疼痛为主,这些症状与慢性前列腺炎的临床症状十分相似。必要时使用膀胱镜检查可以明确诊断。

（3）前列腺增生：前列腺增生患者年龄偏大，一般在60岁以上。主要症状是下尿路梗阻、排尿困难、尿液反流、并发泌尿系统结石等。确定诊断可根据患者临床症状，还可以通过直肠指诊和特殊仪器检查来完成。

（4）前列腺肿瘤：前列腺癌患者一般年龄比较偏大，有排尿困难、尿频症状，同时往往具有消瘦、乏力等明显的全身症状；直肠指诊前列腺有坚硬的肿块、表面高低不平，血清酸性磷酸酶增高，动态监测血清前列腺特异抗原（PSA）水平持续增高，核磁或超声检查出现异常的影像等。

（5）前列腺结石：前列腺结石患者可以出现尿频，尿不尽感，腰骶部、会阴部疼痛不适及性功能障碍、早泄等症状。直肠指诊检查可扪及前列腺有结石摩擦感，骨盆X线平片在耻骨联合区一侧有阳性结石影，经直肠超声（TRUS）检查可在前列腺结石部位出现强光带，并有明显的声影。

（6）慢性附睾炎：慢性附睾炎一般是由急性附睾炎迁延转变形成，主要症状是附睾部位的结节和局部不适或疼痛感觉，也有下腹部及会阴的疼痛不适等症状。超声检查可以看到附睾结节。

（7）精索静脉曲张：精索静脉曲张患者有阴囊坠胀和疼痛不适症状，往往是在患侧，以左侧多见，晨起没有症状或症状最轻，活动后症状加重。经触诊检查就可以确诊，必要时可进行多普勒超声辅助诊断。

（8）神经官能症：由于性知识缺乏，有些患者发生不洁性生活，怀疑自己感染了性病或慢性前列腺炎，造成心理紧张和内心压抑，往往到处求医且采用了很多种治疗方法，但均无明显疗效，使得精神心理负担更加严重，造成抑郁、焦虑，引发多种症状，需要进行心理疏导。

46.前列腺炎传染吗？

很多前列腺炎患者担心患病后会不会具有传染性，尤其担心它传染给自己的配偶。那么前列腺炎究竟有没有传染性呢？要回答这个问题，就要看每个人的前列腺炎是由什么原因造成的。前列腺炎大致分为细菌性和非细菌性两种类型，非细菌性前列腺炎是由于不良生活习惯等原因引起，自然没有传染性；细菌性前列腺炎绝大多数是由普通细菌所感染导致，这些细菌之所以普通，就是因为它们致病是要有一定条件的，并不是每个人都可以感染并且发病，只有细菌数量特别多，或者人体抵抗力下降，才可能发病。女性阴道内具有较强的抵抗外来细菌的能力和自净作用，因此，健康人或一般前列腺炎患者在与女性接触后是不会给对方传染的。但是，有一类由特殊病原体引起的前列腺炎除外，如淋球菌、梅毒螺旋体、滴虫、真菌、支原体、衣原体等就有很强的传染性。这些病菌的毒性比较强大，一般人只要有接触，极有可能受到感染。

它们的感染途径大多数是由于不洁的性生活,病菌潜入尿道和前列腺部位,引起相应疾病,比如尿道炎、前列腺炎等。这种感染的治疗有其特殊性,一是有专门用药,另一个是必须经过一段时间的治疗,详细检查确实没有病原体才可以解除"警报",而且女方也要进行详细的检查和同时治疗。所以说前列腺炎是否传染并不是一个简单的问题,只能具体问题具体分析。

47. 早泄与前列腺炎有关系吗?

和谐美满的性生活是男女生理的天然需要,但患有前列腺炎时性生活可能会受到一定的影响。

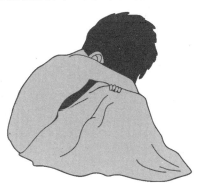

经常见到有些患者以早泄为主要症状表现而向医生求助,经过仔细检查发现是慢性前列腺炎。经过大量临床观察发现,早泄或射精过快是慢性前列腺炎对性功能影响的主要表现形式之一,由于炎症的作用,致使性兴奋阈值发生改变,

后尿道炎症的刺激更加快了射精时间,由于炎症刺激,往往导致性兴奋阈值明显下降,所以就会出现早泄和射精过快。还有一个症状,那就是遗精,在慢性前列腺炎患者中也不少见,并且多伴有神经衰弱症状。遗精产生的原因可能是患者长期受炎症刺激,使得大脑神经高级中枢得不到适当的休息与功能调整,以致失眠多梦、体质虚弱、体力衰竭等,从而引发遗精症状。有些患者还可以出现射精疼痛与血精。所以说如果出现早泄、射精过快、遗精等症状,就要及时仔细检查前列腺是否有问题。

48. 前列腺也会长结石吗?

我们都知道胆囊、肾脏、膀胱可以长结石,那么前列腺会长结石吗? 答案是肯定的,临床上经常遇到患者在 B 超或 X 线检查前列腺时发现其有结石。那么,前列腺是如何产生结石的呢? 专家经过仔细研究发现,感染就是前列腺结石的重要发病因素,因为前列腺感染以后,炎症代谢产物会引起前列腺管阻塞,脱落的上皮细胞和细菌上沉积的碳酸钙、磷酸钙、草酸钙等无机盐就会在前列腺内形成结石。另外一个原因是尿液反流,由于尿液流到了前列腺管,可以造成尿液中的各种结晶成分析出,导致腺管内结石生成,这种结石常为多发,一般都较小。

前列腺结石的产生是一个漫长的过程,以 50 岁以上的男性多见,大部分患者没有症状,仅在查体时发现,但如果同时并发前列腺炎和前列腺增生,症状可以多种多样。

没有临床症状则无须治疗,如症状严重可以进行中西医结合药物治疗。如结石较大或多个结石则可根据其大小、位置、年龄及全身情况以及有关并发症选择下列手术手法:简单而损伤小的经尿道前列腺气化电切及结石摘除术,适合于合并前列腺增生的患者;经会阴或耻骨后前列腺切开取石术,手术创伤比较大,容易复发,现在已经极少采用。

49. 大便时滴白是怎么回事?

经常可以见到有些患者在排尿前后或解大便时,尿道口流出的少量白色分泌物,这就是"滴白"现象。这其实是前列腺溢液,这种情况多见于前列腺炎患者。前列腺慢性炎症时,其腺管开口扩张,前列腺液分泌增加,导致前列腺液随着尿液排出,或者被大便挤压出来。正常人平时也会有一定量的前列腺液随尿液排出,但是一般肉眼难以发现。年轻人由于体内的雄激素水平较高,前列腺液分泌量较多,前列腺充血可使腺管扩张,在排尿时很容易造成前列腺液的溢出,大便时粪便对前列腺产生压力,会促使前列腺液排出,出现"滴白"现象。这种情况要与尿道流脓相鉴别:尿道流脓是尿道炎的表现,尤其是淋菌性尿道炎,它伴有尿频,尿急,尿道灼痛,尿道口红肿等局部症状,与前列腺炎症状不同。

50.少男会患前列腺炎吗?

许多人以为慢性前列腺炎是已婚中年男性的"专利",但是,近几年男性青少年发生前列腺炎的病例越来越多,其中有大学生,高中生甚至初中生。

门诊经常可以见到男性青少年诉说自己精神不振,疲乏无力,腰酸腿痛,或频繁遗精,排尿滴沥不尽,尿道口经常有稀薄的水样分泌物或乳白色的液体,排尿时尿道有灼热或不适的感觉。从理论上讲,只要青少年前列腺已经发育完全,就有可能发生前列腺炎。

少男患前列腺炎的主要原因是:网络的普及,性观念的开放,各种不良习惯的影响,导致过早出现性活动,频繁手淫,过分沉迷于网络色情或音像制品。饮酒不节制,经常过食辛辣刺激性食物等。以上因素,导致前列腺广泛持久充血,形成前列腺炎。因此,前列腺炎并不是已婚男子的"专利"。

51.患了前列腺炎能否享受性生活?

慢性前列腺炎患者最担心的是性生活对病情的影响,也有一部分人担心会传染给配偶,因此不敢或不愿进行性生活。

当前列腺发生炎症时,前列腺液内的病原体和炎症细胞如无法及时排出,即使用药也难以奏效。而排出病原体和炎性代谢产物的有效方法就是通过性生活——射精来完成。如果长期没有性生活,不射精,反而会加重前列腺炎症状。如果长期没有性生活,没有阴茎的充分勃起,长时间没有进行性反射和刺激,就会出现性冷淡或性功能障碍。有规律的性生活不仅不会伤害前列腺,相反还可以保持前列腺正常的新陈代谢,有助于清除其腺体内的有害物质,有利于前列腺功能的恢复,也有助于恢复前列腺炎患者的自信心。

那么前列腺炎患者怎样进行性生活合适呢?首先,如果是急性前列腺炎或症状严重的慢性前列腺炎,应暂停性生活。一般在临床症状平稳期或恢复期都是可以进行性生活的,但应控制好频率,一般每周或每两周一次。只要掌握好方法,在医生指导下,前列腺炎患者完全可以享受性生活。

52.容易诱发前列腺炎的不良生活习惯有哪些?

我们知道,大多数慢性前列腺炎是由不良生活习惯引起的,以下几种就与前列腺炎密切相关。

(1)久坐:长时间坐着不活动,可使会阴部的血液循环变慢,直接导致会阴部及前列腺部位慢性充血,腺液排泄不畅,诱发前列腺炎。调查发现,慢性前列腺炎患者中,司机、学生较多,就说明了这个问题。因此,建议在工作中不要长时间的久坐不动,应及时变换体位,适当活动,以改善局部血液循环。

(2)骑车:长时间骑车直接压迫前列腺部位,可以出现会阴部麻木不适,疼痛,排尿时尿道不适等症状,易诱发前列腺炎。建议持续骑车时间应控制在 30 分钟内,若路途较长,应在途中下车活动一下。同时调整车座的角度,车座最好采用柔软舒适的材料,减少对会阴部的压迫。

(3)饮酒:前列腺对酒精十分敏感。饮酒能损害人体的防御机能,使前列腺极易发生肿胀、充血,导致细菌、病毒及其他微生物容易入侵,诱发感染。饮酒还能加重前列腺炎的病情,能使疾病再次复发。

(4)吸烟:烟雾中存在大量的有害成分如尼古丁、焦油、一氧化碳等,使人体自身识别、消灭和清除抗原异物的生理功能降低。长期吸烟的人,自身免疫力降低,容易受到感染,也会加重慢性前列腺炎症状或使其复发。

53. 如何对待前列腺炎复发?

在得到有效治愈的前列腺炎患者中,一部分人仍然可能会再次发生或多次发生前列腺炎症状。其原因是前列腺组织损伤未能完全修复,再加上全身抵抗力降低,不良卫生和生活习惯,不洁性行为等因素,容易造成多次复发。

防止前列腺炎复发,要注意尽量不要长期服用抗菌药物,可采取改善饮食和不良生活习惯的方式,多饮水多排尿、避免过度劳累及过度寒冷,有规律的性生活,加强营养,适当的体育锻炼等。这些措施不但可以帮助患者有效缓解生理与心理方面的症状,而且有助于预防细菌等病原微生物的重新感染。

另外,对慢性前列腺炎有一个正确的认识,保持良好的心态也很重要,不要把它的发生与复发当成沉重的思想包袱。在平常生活中,应该注意以下几点:

(1)树立良好的心态,一旦患病切不可乱投医。

(2)注意饮食结构,营养均衡,劳逸结合。

(3)注意不要久坐、熬夜、酗酒、受寒、受凉,谨防感冒。

(4)性生活规律,忌频繁手淫,重视性生活卫生。

54. 慢性前列腺炎患者的康复护理有哪些?

那么,慢性前列腺炎患者在治疗和康复期间,如何采取一些措施来促进身体康复呢? 我们建议应该从以下几个方面注意:

(1)饮食护理:宜高蛋白、高维生素、高热量、易消化饮食,禁辛辣食物,禁饮烈性酒。如果出现尿频、小腹冷痛、全身怕冷的症状,属寒凝气滞,可更多食用姜汤、红糖水、桂圆肉等温热食物。

(2)康复环境:最好保持室内温度 25 ℃左右,相对湿度 50%,光线自然,噪声强度应低于 50 ～60dB(分贝),室内环境宜幽静素雅。

(3)体育锻炼:适当的体育锻炼,有利于提高机体抵抗力,增强体质,改善血液循环,加速炎症吸收。应该根据个人体质选择合适的锻炼方式,比如行走、跑步、打球、游泳等。

(4)心理护理:身体和心理这两者之间存在互为因果的关系。男性前列腺炎患者因病情迁延不愈,反复发作,经常处于焦虑、沮丧的情绪状态,会产生孤独无助、不愿与人交往等负面心理情绪。医生应该用良好的言语,热情和蔼及真诚的态度与患者进行交谈,评估患者的心理状态。针对患者存在的心理问题及时进行疏导、劝解和安慰,使患者增强康复信心,积极配合治疗。

55.什么是前列腺痛?

前列腺痛与前列腺炎可不一样,它实际上是一系列骨盆底部、会阴部的肌肉疼痛症状,也有的专家称为"前列腺综合征"。它的发病原因是盆底肌肉无意识的痉挛和挛缩。这种疼痛经常和局部疼痛或炎症有关,而精神因素也有相当的影响。典型前列腺痛的患者可能有慢性前列腺炎的症状,但无尿道感染的病史。前列腺液培养无细菌生长,前列腺液中仅有少量炎性白细胞,主要见于 20～45 岁的男性。

　　前列腺痛的主要症状是会阴、阴茎、耻骨上、阴囊或尿道疼痛或不适。另外有些患者也会出现排尿踌躇、尿流无力、尿线中断或"脉冲式排尿"的症状。

　　那么,前列腺痛如何治疗呢? 由于前列腺痛是非感染性疾患,因此,使用抗生素无效,可以应用吲哚美辛、芬必得等非甾体类止痛药,有精神心理症状可加用安定,有排尿症状可加用 α-受体阻滞剂比如"盐酸坦洛新缓释片"等,都可以缓解症状。

56. 无菌性前列腺炎是怎么回事?

　　没有细菌感染前列腺会发炎吗? 答案是肯定的。有一种无菌性前列腺炎,好发于青壮年。顾名思义,无菌性前列腺炎病灶内无细菌侵入,是由于不良生活习惯导致前列腺经常反复充血所致。例如性冲动过频或过度手淫,或长期处于性压抑状态,长期处于坐位或长途骑车、骑马,过度饮酒,均可使前列腺反复充血,腺体扩张,结缔组织水肿而发生无菌性炎症。

　　无菌性前列腺炎的症状与一般前列腺炎症状相类似,比较常见的一个症状就是前列腺溢液,具体表现是尿道不自主地或者在大便时流出乳白色稀薄液体。在治疗上,区别于因细菌感染导致的细菌性前列腺炎,主要采用缓和疗法。首先应消除不必要的思想顾虑,增强信心,养成健康而有规律的生活习惯,纠正不正常的性欲思虑和过度性交或性压抑,减少手淫,积极参加体育锻炼,不饮酒,少吃有刺激性的食物如辣椒、蒜、韭菜、葱姜等。一般不需要服用抗生素,可以在医生辨证后服用一些中药。另外,理疗、针灸也十分有效。再给大家介绍一个方法:热水坐浴。这是十分简便易行的方法,在家中就可进行,一般用 40℃左右的热水,坐浴 20～30 分钟,每天 1～2 次,以睡前为好。经过正规的治疗,一般都能够痊愈。

57. 前列腺炎愈后须要注意哪些问题?

慢性前列腺炎的特点是容易复发,迁延难愈,所以,痊愈后,在日常生活当中学会科学地自我调理是防止复发的重要措施,应做到以下几点。

(1)及时治疗其他泌尿生殖系炎症,比如尿道炎、膀胱炎、附睾炎、肾盂肾炎等,可预防前列腺炎的复发。

(2)生活规律,起居有常,坚持适当的体育锻炼,能改善全身血液循坏,促进前列腺液分泌,同时还能帮助药物吸收,增强身体抵抗力。

(3)平时多饮水,多排尿,通过尿液经常冲洗尿道,帮助前列腺分泌物排出,有利于预防感染。

(4)有规律地性生活能达到减轻前列腺充血水肿的目的,

有利于前列腺的健康,可以根据自身健康和身体状况进行性生活。同时性生活时要保持外生殖器、会阴部的清洁,以防止感染。

(5)忌食辛、辣等刺激性食物,戒烟、酒,减少诱发前列腺炎的因素。

(6)坚持每晚热水坐浴的习惯,对预防前列腺炎的复发及治疗很有益处。

58.前列腺炎患者如何配合医生治疗?

前列腺炎患者如果能够积极配合医生治疗,能极大提高疾病的治疗效果,同时也会对前列腺炎的预后有很大帮助。患者最好做到以下的准备工作。

(1)治疗前的准备。患者一旦确诊前列腺炎,治疗前最好将自己以前的治疗及用药情况清楚明白地告诉医生,有助于医生避免选择那些已经证明无效的药物和方法。还需要与医生进行深入地交流和沟通,告诉医生自己的睡眠情况以及是否有情绪问题,这有助于判断是否应该加入抗抑郁药及其他对症治疗措施。治疗前的其他准备措施还包括:要求医生详细分析疾病的主要问题是什么、产生疾病的原因可能是什么、可能的治疗方法及依据是什么,并确保治疗过程中得到医务人员的关注与支持,会对治疗产生积极的作用。

（2）治疗过程中患者应该定期复诊，并及时把自己对治疗的反应告诉医师，使医生能够对治疗方案进行必要的调整。患者最好要按时复诊，如果实在不能及时就诊，应该主动联系自己的医生，不要随意中断治疗，以免造成病情加重。

（3）痊愈康复后患者还可以向医生询问必要的相关知识，尤其是慢性前列腺炎的预后及预防知识，这是避免前列腺炎患者疾病复发的重要措施。很多久治不愈的老患者会不定期的来到医院，见见给自己治疗的医生，沟通一些自己当前的情况，医生也会给他们讲解必要的知识，使其能够获得疾病的保健知识，防止加重和复发。现在众多的科普宣传，包括各种媒体，如书籍、报刊文章、广播、电视以及互联网，已经在很大程度上增加了大众对前列腺知识的了解，可以经常浏览，获得相关知识。

59. 前列腺炎热水坐浴有效吗?

慢性前列腺炎在药物治疗的同时，还可以采取局部温热的治疗方法，比如让患者在进行常规治疗的前提下，进行适当的热水坐浴。其实，热水坐浴的道理很简单，可以使患者的会阴部温度增高，使肌肉松弛、血管扩张、血液循环加快，促进局部炎症渗出物的消散与吸收，并可以减轻患者的临床症状。

一般情况下热水坐浴在自己家里就可以进行，简单方便，也不需要特殊的设备,使用普通的水盆即可。在水盆里加适量的热水,一般水温在 $40\sim42℃$ 左右,患者将臀部坐在盆里,整个会阴部浸入热水中,每次 $15\sim30$ 分钟,每日坐浴 $1\sim2$ 次。热水坐浴前最好排空大小便,如果水温下降明显,可以及时添加热水。疗程一般可以 1 个月,或者直到前列腺炎治愈为止。如果在坐浴的热水中加入一些活血化瘀、清热利湿的中药,效果可能更好。

需要注意的是,由于热水坐浴可能对患者的睾丸生精环境、温度产生不利影响,一般未婚和未育的青年男性不适宜采取这种方法。长时间的热水坐浴会使睾丸局部温度增高,从而妨碍睾丸的生精功能,严重者还将造成睾丸其他功能和结构的改变,使睾丸的生精功能受到破坏和影响,从而影响生育。此外,这种获得性的睾丸损伤,可能导致睾酮分泌减少,有可能使中老年男性雄激素部分缺乏综合征(PADAM)提前出现,因此,采取热水坐浴的方法治疗慢性前列腺炎,患者应该掌握适应证和自身的情况进行选择,避免造成适得其反的结果。

60. 前列腺炎如何进行中药离子导入?

随着慢性前列腺炎治疗的深入,多种多样的治疗方法不断出现。比较独特的是将中医药与现代物理方法结合,创立了"中药离子导入法"。这种方法就是使用直流感应电疗机等电子定向流动原理的离子导入仪器,在输入电流的时候,使电极板下浸泡有中药药液的纱布垫释放中药离子,根据中医学的经络传变原理直接或间接将中药离子导入到病变部位,使中药在前列腺局部充分发挥抗炎、消肿、促进血液循环、提高免疫力等作用。治疗时,将浸泡有中药药液的纱布垫放在离子导入仪器的负极板上,然后放置在小腹部相应的穴位上,比如关元、中极等穴位;再将另一个电极板放置在骶尾骨部位,正负电极板可以交替使用,也就是说放置有中药药液的负极板,也可以放在骶尾骨部位。然后打开机器开关,通电输入电流,电流强度以患者能够耐受为限度。每次治疗时间约 15～20 分钟,每日或隔日 1 次,10～15 次为一个疗程。常用的中药处方如下:

(1)黄柏 50 克,加水 300 毫升,煎至 80～100 毫升,浸泡纱布。

(2)毛冬青 50 克,加水 300 毫升,煎至 80～100 毫升,浸泡纱布。

61. 前列腺炎如何进行中药直肠滴入?

我们都知道,前列腺位置比较深,但是它与直肠紧挨着,医师在检查前列腺时,就可以通过直肠指诊进行。那么,从这个途径用药,对前列腺炎有效吗？答案是肯定的。我们把清热解毒利湿,活血止痛的中药煎好,用特殊灌肠导管,缓慢的输入直肠进行治疗,这个方法就是中药直肠滴入。将中药药液直接注入直肠后,保留一段时间,通过直肠黏膜对药液的吸收,达到局部或全身治疗的目的。采用这种方法用于治疗盆腔和直肠疾病,如男性前列腺炎、女性盆腔炎等,效果非常好,还避免了口服药物的不适感。那么,使用什么样的中药有效呢？对于前列腺炎患者来说,常用的有以下 3 种处方：

(1)大黄 15 克,黄柏 15 克,三棱 10 克,莪术 10 克,毛冬青 30 克,黄芪 20 克,广木香 10 克,加水 600 毫升,煎煮浓缩到 80～100 毫升,保留灌肠 2～4 小时,每天 1 次,15 天为一个疗程。

(2)蒲公英 30 克,丹参 30 克,黄柏 15 克,赤芍 30 克,桂枝 10 克,加水 500 毫升,煎煮浓缩到 80～100 毫升,保留灌肠 2～4 小时,每天 1 次,15 天为一个疗程。

(3)金银花 20 克,野菊花 20 克,赤芍 20 克,桃仁 15 克,黄柏 15 克,大黄 10 克,加水 500 毫升,煎煮浓缩到 80～100 毫升,保留灌肠 2～4 小时,每天 1 次,15 天为一个疗程。

具体中药直肠滴入的方法,患者除了在医院进行,还可以在家中自行灌肠,这样会更加方便。采用医用灌肠器和肛管以及医用润滑油等,将煎煮好的中药药液用医用纱布过滤后,保持药液温度在 40℃ 以下,自行或在他人帮助下,平卧或侧卧体位,在肛管外涂上医用润滑油(液体石蜡或凡士林),然后轻轻地插入肛门内 8～10 厘米,接着用灌肠器吸取药液 80～100 毫升后,通过肛管缓慢滴入。在注入药液后,保持平卧或侧卧体位 2～4 小时,以免因为活动而导致排大便。最好在晚上睡觉前进行治疗,并且尽可能延长药液在直肠中的保留时间,以便加强药液的吸收和疗效的发挥。

62. 前列腺炎如何进行中药穴位贴敷?

中医在慢性前列腺炎的治疗中可以发挥很大的作用,比如中药穴位贴敷就是一个好方法。它利用人体穴位、经络的联系,使药物到达前列腺部位,发挥抗炎、活血、消肿、止痛的作用。中药穴位贴敷法操作比较简单,患者可以在家中自行治疗。具体实施方法如下:

(1)大黄 30 克,姜黄 15 克,共同研磨为粉末。每次使用 3～5 克,加少许樟脑和食醋调敷于神阙穴(肚脐)或者关元穴,外用纱布和胶布固定。每隔 3 天更换 1 次,连续使用 7 次为一个疗程。

(2)肉桂 15 克,胡椒 10 克,附子 10 克,艾叶 15 克,王不留行 15 克,把这些药物一次性研末,制成贴敷剂。用纱布和胶布固定,穴位为神阙及关元,每天更换 1 次,连续 4～8 周。

需要注意的是,进行中药穴位贴敷时应注意不要使用刺激性过强的药物,防止损伤皮肤,如果过敏严重,需要暂停。

63.对慢性前列腺炎有哪些认识误区?

目前,随着慢性前列腺炎发病率的提高,这种疾病已经成为广大男性朋友关注的问题,尽管临床上针对它的治疗方法多种多样,许多患者也得到了很好的治疗,病情也有了很大改善,但是,无论患者还是医生,对于它的认识误区仍然很多,主要表现在以下几个方面:

(1)与前列腺增生容易混淆:慢性前列腺炎与前列腺增生都是成年男性的常见病,但慢性前列腺炎常见于青壮年男性,病理基础是炎症;而前列腺增生常发生于 50 岁以上的老年男性,病理基础是前列腺腺体细胞组织增生,并以排尿梗阻症状为主。

(2)对疾病传染存在错误认识:有一部分患者存在严重的思想负担,担心通过性生活传染给妻子。其实,慢性前列腺炎不属于传染病,研究表明,绝大多数慢性前列腺炎是非细菌性的,而细菌性前列腺炎仅占 5% 左右,且多为非特异性的普通细菌或机会性致病菌,不会造成女性的感染。

(3)对传统诊断方法要重新理解:目前还没有诊断慢性前列腺炎的"金标准",要进行广泛的检查并排除其他泌尿外科疾病与异常。现在已经认识到前列腺按摩液内白细胞数量的多少,与临床症状严重程度、是否合并细菌感染、选择用药及预后的关系不大。

(4)错误认识抗生素的作用:临床实践证明,没有一种适合于所有患者的、包治全部类型前列腺炎的"灵丹妙药"。任何单一疗法和单一药物都难以获得满意的疗效,而综合疗法多可奏效。由于非细菌性前列腺炎占了绝大多数,因此抗生素变得不再重要。不但有些患者经常自行服用抗生素,有些医生也特别依赖抗生素,岂不知这样最容易产生耐药,导致再次应用抗生素无效。

(5)治愈标准的概念要更新:慢性前列腺炎临床上往往难以达到彻底治愈,在一段时间里可以毫无症状,但是又容易反复发作。因此,控制疾病不适症状和改善生活质量就成为主要治疗目的。慢性前列腺炎的康复往往需要在生活制度、饮食习惯和精神心理方面有相应的调节,而随着时间推移,这些因素对疾病转归的影响更加明显。

64. 预防前列腺炎的方法有哪些?

(1)注意养成良好的生活习惯:尤其要注意不要久坐,坐着工作一段时间后,要起来活动一下。平时养成规律的作息时间,起居有常,适当锻炼。此外,避免过劳,防止便秘,多饮水多排尿,有助于前列腺分泌物的排出。

（2）合理饮食：预防前列腺炎，合理饮食是关键，避免酗酒及过食辛辣食物，多吃补充人体有益微量元素的食物，比如西红柿、苹果、南瓜子等，这些食物均含有大量锌以及维生素 E，可以预防前列腺炎。

（3）合理性生活：要把握有节制、有规律的性生活，如果只能自慰的话，要掌握合适的频度，以定期排放前列腺液，促进其不断更新。要避免忍精不射或频繁自慰。

（4）不要憋尿：经常憋尿危害很大，可以使膀胱充盈胀大，导致排尿无力，引起尿道压力增大，导致尿液反流进入前列腺腺体，促使前列腺发炎。同时，憋尿会让膀胱过度充盈，压迫前列腺，加重前列腺炎症状。

（5）调整自我心态：保持乐观、积极向上的心态，精神不压抑，防止精神紧张，放松心情，减少负面情绪，树立战胜疾病的信心。

以上五种方法，如果在生活中运用得当，一定会远离前列腺炎的困扰。

65. 前列腺增生或肥大是怎么回事？

我们前面提到了前列腺增生，那么，这个疾病究竟是怎么回事呢？前列腺增生也称为前列腺肥大，是老年男性常见病之一。资料显示，40 岁以上的男性前列腺已经开始出现增生,但是大多数不显示出症状。到了 50～60 岁以后,增生就会逐渐加重,开始逐渐出现小便困难症状。它的发病机制目前认为主要是由于睾丸的雄性激素随着年龄增长,刺激前列腺腺体细胞增长,从而产生了一系列病理变化。前列腺增生后,向尿道突出,使后尿道延长、弯曲、变窄,这些都增加了排尿的阻力,患者先是出现尿频、夜尿次数增加,接着出现排尿困难,排尿时间延长,尿线细而无力,进而出现尿流中断,甚至尿不下来,形成尿潴留。还会并发血尿、感染、膀胱结石等并发症,部分患者由于长期排尿不畅,还可引起肾功能的损害!因此,老年男性一定要定期检查前列腺,发现增生及时治疗,以免出现并发症。

66. 为什么有人会突然尿不出来?

在临床上发现一些老年男性会突然出现尿不出来,为什么会出现这种情况呢? 这是因为老年人前列腺增生后,会出现下尿路梗阻,在临床上就表现为小便不利、排尿困难等症状。患者的膀胱功能长时间受到影响,膀胱逼尿肌失去代偿作用,每次排尿时尿不完,就会留下部分残余尿,导致膀胱容量减小。在膀胱颈部、前列腺包膜及前列腺平滑肌中含有丰富的 α-神经受体,一旦在某些外界或体内因素刺激、体内交感神经兴奋时,这些 α-神经受体受到刺激,局部的血管和组织细胞肿胀,就会加重对尿道的阻塞,这时就会突然发生尿不出来。这就是为什么有的老年患者在受凉、感冒、饮酒、憋尿或服用某些 α-受体兴奋剂后,突然出现尿不出来也就是"尿潴留"的原因。

67. 年轻人会患上前列腺增生吗?

有些年轻人担心自己会出现前列腺增生,实际上这个担心是没有必要的。研究发现,前列腺是由腺体及肌肉组织构成,这些组织会随年龄增大而生长。它们的过分增长就会造成前列腺增生,只有比较长的年限前列腺才会增长到比较大的体积。年轻人是不会存在前列腺增生的,因为时间不够,也就是说年龄还不够大,一般男性 50 岁以后才会出现前列腺增生。在 50~60 岁的年龄段约有一半的男性会发生前列腺增生,而到 80 岁的时候高达 83%,所以它是一个老龄性的疾病。

目前也没有任何科学根据显示前列腺增生有出现年轻化的趋势。由于前列腺 B 超检查的普及,许多年轻人都被 B 超诊断为"前列腺增生",实际上,年轻人在 B 超检查时发现的前列腺腺体肿大,或许是前列腺炎、前列腺充血、水肿所致,只是暂时性肿大。当炎症消除以后,腺体便会缩小回复到正常水平。而前列腺增生症是持续增长过程后形成的增大腺体,不容易恢复、缩小,两者是性质完全不同的疾病。从以上分析可以了解到年轻人不可能患前列腺增生。

68. 前列腺增生的早期信号是什么？

发生前列腺增生以后，就会出现一些临床症状，这就是前列腺增生发出的早期信号。

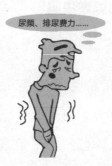

尿频、排尿费力……

（1）尿频。尿频是前列腺增生早期的主要症状，尤其是夜间排尿增多，可以达到每夜排尿 2～3 次以上或更多，有的人几乎每隔几十分钟或者一个小时就会出现尿意，导致不能睡觉。这是因为前列腺增生引起后尿道梗阻，使每次排尿都不能完全排干净，总有一小部分尿液残留在膀胱里，这样，就缩小了膀胱的容量，引起频繁排尿。

（2）排尿费力。感到排尿困难，非常费力，特别是刚开始要花上好大功夫，而且排出的尿流很细，没有力量，射程很短，有间歇性排尿现象。这些都说明前列腺的增生使尿道缩小变细，对尿道已产生一定程度的压迫。

（3）血尿。之所以会发生血尿，是由于增生的前列腺处于充血状态，当过度用力排尿时，会造成尿道或者膀胱黏膜表面血管破裂而出血。另外如果继发炎症,或者服用某些药物、感冒发烧等,也会出现血尿。

(4)性欲亢进。前列腺增生的早期,可表现为与年龄不相符合的性欲增强。这是由于前列腺功能紊乱,引起睾丸分泌雄性激素功能一时性加强的缘故。

所以,老年男性一旦出现了前面所说的这些信号后,切不可听之任之,应该及时去医院检查治疗。

69.如何诊断前列腺增生症?

要诊断前列腺增生,首先依据临床症状,即 50 岁以上的男性,出现夜尿增多、尿线变细、排尿无力、费劲等症状时,就要进一步做以下检查。

(1)直肠指诊:这个检查简便而重要。医生可以直接了解到前列腺的大小、质地、界限,有无结节等。

(2)B 型超声波检查:检查前应先憋尿,可以观察到前列腺的大小、形态,也能早期发现前列腺癌。还可以根据测定的前后、左右、上下三个方向的数据,来计算前列腺的体积和重量,为手术做参考。检查方式有两种:一种是经腹部检查,另一种是经直肠检查。

(3)残余尿测定:前列腺增生时,由于膀胱功能失调和尿路梗阻,排尿后膀胱还剩余一定量的尿液,据此可判定前列腺增生的程度。测量有两种方法：一是排尿后进行导尿，导出的尿量即为残余尿量；二是排尿后做腹部 B 超检查膀胱内尿量。残余尿量达 50～60 毫升是手术指征之一。

(4)尿流动力学检查：能较完整地对排尿功能做出客观评价。检查时测定四项主要数据：最大尿流率、平均尿流率、排尿时间及尿量。其中最大尿流率为最重要的诊断指标，应大于或等于 15 毫升/秒。

(5)CT 或核磁共振：能检查出前列腺的大小，有无增生和肿瘤等。

70. 前列腺增生应进行哪些实验室检查?

前列腺增生患者一般年龄都偏大，往往合并身体其他系统的慢性疾病，而这些疾病经常会影响前列腺增生的治疗效果。所以，患者应该进行以下实验室检查：

(1)尿液分析：如果出现尿路感染，可以见到白细胞、红细胞、蛋白尿、碱性尿等，还可以判断有无血尿、尿糖等。需要注意尿液检查要在前列腺按摩前进行。

(2)尿液细菌培养：通过尿液细菌培养，可以了解尿路感染细菌的种类，从而有针对性地使用抗生素。

(3)血液检查：包括血常规、肝肾功能、电解质检查等。如果血液尿素氮、肌酐、贫血及电解质紊乱，可以诊断为肾衰竭并判断尿毒症的轻重。

(4)血清前列腺特异抗原(PSA)测定:该项指标升高,要考虑前列腺癌的可能。但是这项检查假阳性比较多,要注意鉴别,以下情况可以导致前列腺特异抗原升高:射精后、前列腺按摩后、前列腺炎症刺激等。

71. 前列腺增生有哪些临床症状?

前列腺增生早期可能没有症状,但是增生发展到一定程度后,势必出现临床症状,称为"前列腺增生症",主要表现出以下症状:

(1)尿频,排尿次数增加。

(2)排尿困难,小便时比较费力,尿线变细。

(3)夜尿次数增多,少则2～3次,多则7～8次。

(4)尿急,不能忍尿。

(5)排尿不完全(尿不尽感),尿后余沥不尽。

(6)开始排尿时间延迟(尿等待)。

(7)排尿间断,尿无力,射程不远,甚至尿流呈点滴状。

(8)尿失禁,控制不住小便,稍微活动时尿液自行排出。

(9)严重时发生尿潴留,突然尿不出来。

(10)长期排尿困难,可造成痔疮、脱肛、便血、疝气等发生和加重。

72.如何判断前列腺增生的严重程度?

前列腺增生症的患者,临床症状与前列腺大小有关系,治疗和预后也和前列腺大小有关系。那么,如何判断病情的轻重呢?临床上医生通过肛门指诊触摸前列腺,一般将增生的前列腺按大小分为四度:

Ⅰ度:为正常前列腺腺体的2倍,为20~25克,中央沟变浅。

Ⅱ度:为正常前列腺腺体的2~3倍,为25~50克,中央沟基本消失。

Ⅲ度:为正常前列腺腺体的3~4倍,为50~75克,中央沟基本消失或者凸起,可勉强触及腺体上缘。

Ⅳ度:为正常前列腺腺体的4倍,为75克以上,不能触及腺体上缘。

除了前列腺大小的分度,临床上为了表明病情的严重程度,根据临床症状、体征以及有关检查,将前列腺增生症分为三期,这样便于临床治疗方法的选择。具体分期如下:

第一期:尿频,排尿困难,夜尿增多,排尿无力,残余尿量少,最大尿流率轻度降低。适用于保守治疗。

第二期:除了以上症状外,残余尿量大于50毫升,最大尿流率明显降低。保守治疗效果不佳时,可手术治疗。

第三期:出现尿潴留或者肾功能不全,最大尿流率严重降低,手术治疗为好。

73. 前列腺增生如何评分?

为了更加细致地进行前列腺增生症的诊断、治疗和判定疗效,预测后果,国际上采用统一的 I-PSS 评分表,通过给患者相关症状打分,能够相对准确地判断前列腺增生症的严重程度。具体评分表见下表。

过去一个月,有无以下症状	没有	五次中少于一次	少于一半	大约一半	多于一半	几乎每次	评分
1. 排尿不尽感	0	1	2	3	4	5	
2. 两次排尿时间小于两小时	0	1	2	3	4	5	
3. 有间断性排尿	0	1	2	3	4	5	
4. 排尿不能等待,憋尿困难	0	1	2	3	4	5	
5. 尿线变细	0	1	2	3	4	5	
6. 排尿费力,用劲才可排尿	0	1	2	3	4	5	
7. 从入睡到早起排尿次数	没有	一次	两次	三次	四次	五次或以上	
	0	1	2	3	4	5	
I-PSS 总分							

症状评分总得分范围是 0~35 分,对前列腺增生患者病情的判定如下:

轻度:总分≤9 分,密切观察;

中度:总分 10～13 分,可以进行相关药物治疗;

重度:总分≥14 分,需要积极治疗,必要时手术。

74. 如何记排尿日记,有什么作用?

排尿日记是让患者自己记录一天之内排尿的次数(频率)、实际排尿时间、每次尿量、排尿时伴随的症状、饮水量等等,一般连续记录 5～7 天。通过这个日记记录,可以了解到患者的饮水量与尿量的关系,从而了解白天与夜间排尿频率的不同,有助于确定到底是真正的尿频,还是由于饮水增加的缘故,白天尿频还是夜间尿频,这样便于鉴别患者是前列腺增生还是其他疾病。比如,前列腺增生症是夜间尿频,糖尿病是全天尿频,尿崩症不但尿频,更重要的是尿量特别多。排尿日记具体样式和记法如下:

记录排尿日记

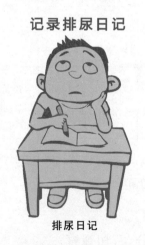

排尿日记

姓名　　　　　年龄　　　　　　　　　　　　年　月　日

排尿时间 （钟点）	实际排完时间 （分钟）	尿量 （毫升）	伴随尿急，尿痛，血尿症状	尿失禁 时间	饮水量（毫升） （包括餐饮）
0					
1					
2					
3					
4					
5					
6					
7					
8					
9					
10					
11					
12					
13					
14					
15					
16					
17					
18					
19					
20					
21					
22					
23					
24					

75.尿流率检查如何进行,有何临床意义?

尿流率测定就是用仪器测量单位时间内排出的尿量,其单位为每秒排出的毫升数即毫升/秒。它在临床上不但可以有助于排尿障碍的诊断,而且对评价疗效也提供了客观指标。

这项检查的主要参数有:最大尿流率(MFR)、平均尿流率(AFR)、排尿时间以及尿流时间、尿量等,其中最大尿流率(MFR)意义最大,也就是在某一时间内能够排出的最多尿量,表明了下尿路的通畅程度,也反映了膀胱排尿的肌肉收缩力量。在男性 MFR 随年龄增长有降低趋势,50 岁以后 MFR 正常值明显降低。尿量≥200 毫升时,正常男性 MFR≥20～25 毫升/秒,而女性≥25～30 毫升/秒。一般来讲,MFR≤15 毫升/秒时应考虑存在排尿功能异常,而 MFR≤10 毫升/秒则提示下尿路梗阻如前列腺增生、尿道狭窄或神经原性膀胱。就要结合其他检查具体分析判断。

尿流率检查时,嘱咐患者将尿排入仪器上的容器内,仪器将通过传感器、计算机自动描记出排尿曲线,并且计算和描绘出各种数据曲线和结果,医生经过分析就可进行病情的判定。

76.尿流动力学检查是怎么回事?

尿流动力学是借助流体力学及电生理学方法研究尿路输

送、贮存、排出尿液功能的新学科,简单讲就是研究膀胱的贮尿和排尿功能的。膀胱的两个主要生理功能一是贮存尿液,二是排出尿液。膀胱壁本身的平滑肌类似于一个有伸缩性的"网袋",使膀胱成为一个在一定范围内具有伸缩性能的"贮尿器",能够在一定程度上贮存相当的尿量,这段时间就称为膀胱的贮尿期。当尿量达到一定程度,膀胱内压力增高,平滑肌受到牵拉,就会发出信号传递给神经系统,产生强烈的尿意,从而排出尿液,这就是膀胱的排尿期。排尿功能是膀胱另一基本功能,正常情况下膀胱颈即后尿道存在生理性的尿道括约肌,起到一个"闸门"作用,对膀胱出口产生一定的阻力,贮尿时这个阻力高于膀胱内的压力而不至于发生漏尿,当膀胱内压力高于尿道内力时,才能有正常排尿过程。在神经控制下,逼尿肌的主动收缩及腹内压力的辅助,可以很容易地做到增加膀胱的压力,启动排尿过程。尿流动力学检查实际上就是检测膀胱逼尿肌和尿道括约肌收缩和舒张的生理状况,判断其生理功能有无障碍及缺陷,从而指导临床诊断和治疗。在前列腺增生时,膀胱逼尿肌和尿道括约肌的功能将会不同程度发生改变,影响到排尿,通过尿流动力学检查就能间接判断前列腺疾患的严重程度,也可以同其他疾病相鉴别:如膀胱逼尿肌无力、膀胱过度活动症、脊髓损伤、神经源性膀胱等。

77.前列腺增生患者发生尿中毒是怎么回事?

尿中毒对于人体来说是一种十分严重的疾病,甚至会危及到生命,实际上就是肾衰竭。前列腺增生患者怎么会出现肾衰竭呢?我们知道,前列腺增生患者,由于长期排尿不畅,膀胱内残余尿不断增加,增高的膀胱内压向上传递到肾脏,使两侧肾脏内压力增高,引起双肾积水,时间久了就会损伤肾功能,从而导致慢性尿中毒。

前列腺增生症所引起的尿中毒,只要及时解除尿道梗阻,肾脏仍可恢复功能。最简单的办法就是及早留置导尿,解除膀胱梗阻。如果拔除尿管后仍然不能正常小便,需长期留置尿管,可以作耻骨上膀胱造瘘,待肾功能恢复正常后,再进行下一步的治疗。如果不适合其他治疗方法,也可以终身膀胱造瘘,同样能够正常生活。

78.前列腺增生如何治疗?

前列腺增生症的治疗方法许多种,主要有药物治疗,物理治疗和手术治疗。

药物治疗:

(1)5α-还原酶抑制剂:需要长期服用,可以缩小前列腺。

①非那雄胺(保列治):口服 5 毫克/日,3 个月 1 疗程,应

用 2～4 个疗程。

②爱普列特：口服，5mg/片，2 次/日，3 个月 1 疗程，应用 2～4 个疗程。

(2)α-受体阻滞剂：可以迅速缓解尿频及排尿困难。

①盐酸坦洛新缓释片：每次 0.2 毫克，每日 1 次，饭后口服。

②特拉唑嗪：口服，开始 1 毫克，临睡前服用；可逐渐增至 2～4 毫克。

③坦索罗辛(哈乐)：每次 0.2 毫克，每日 1 次，饭后口服。

(3)植物药：副作用小，可以长期服用。

①舍尼通：为天然花粉提取物。每次 1 片，每日 2 次。

③复方蓝棕果片：每次 500 毫克，每日 3 次，饭前服用。

②沙巴棕软胶囊：每次 160 毫克，每日 2 次，饭后服用。

物理治疗：包括微波、射频、激光、深部热疗、超短波、离子导入等。

手术治疗：最终的治疗方案，残余尿量多于 60 毫升，或因梗阻引起并发症时应选择手术，手术方法和种类较多，效果相同。

79. 前列腺增生治疗怎样选好药物？

我们前面提到前列腺增生的几种治疗方法，其中药物治疗比较重要,特别是早期患者或者不适合手术的患者,以下几类药物,分别具有各自的特点,临床上运用得当会收到良好效果。

(1)前列腺过大,可选用 5α-还原酶抑制剂,包括非那雄胺(如保列治)和依立雄胺(爱普列特)。这类药物能明显缩小前列腺体积。研究显示,服用一年后,前列腺体积会缩小20%左右,且大大降低手术率。一般用药 $3\sim6$ 个月后才起效,至少1年才能看到明显效果。

(2)排尿困难,可选用 α-受体阻滞剂。如果以排尿困难,夜尿增多为主要症状,可用 α-受体阻滞剂。该药主要松弛尿道括约肌。选择性的 α-受体阻滞剂主要有特拉唑嗪、多沙唑嗪等。高选择性 α-受体阻滞剂主要是坦索罗辛(哈乐),以及盐酸坦洛新缓释片等。为什么要用高选择性 α-受体阻滞剂呢?因为 α-受体在人体除了前列腺、尿道括约肌以外,还存在于血管平滑肌上,高选择性阻滞剂可以防止过多并发症。

该药特点是起效快,副作用包括头晕、头疼、困倦,易导致体位性低血压,服用期间夜晚、早晨起床时要慢一些,防止摔倒。

(3)植物药消炎抗水肿。植物制剂有中药,也有国外提取的植物药。一般为花粉、南瓜子、蓝棕果、金叶菊、沙巴棕、非洲臀果木等提取物,常用的有舍尼通、复方蓝棕果片、沙巴棕软胶囊、通尿灵等。这类药效果缓和,副作用很小,适合伴有心血管病的老年患者。

（4）中成药改善内分泌。中医治疗原则是温补肾阳、化气利水、活血化瘀。常见的中成药有很多，如"癃闭舒""翁沥通""济生肾气丸"等，根据患者情况，咨询中医大夫后选择应用。

80. 尿不出来怎么办？

前列腺增生患者会因为某些因素刺激下，突然发生尿不出来——尿潴留，这时就要及时到有条件的医院去进行导尿。因为尿潴留不但使患者痛苦万分，也可以造成肾衰竭。导尿时要严格按照无菌操作规范，消毒尿道外口及其周围，给尿管涂上润滑剂，将导尿管缓慢送入膀胱内，如果有尿液自尿管流出，说明导尿成功。若留置一段时间引流尿液，则将导尿管的气囊充水即可固定，接上密闭的引流袋。放置尿管后，每日要定时消毒尿道口，每周更换 2 次引流袋，鼓励多饮水，防止感染。如尿管留置时间较长，为保持膀胱容量，应采用间断引流的办法，即平时夹住尿管，每 2～3 小时开放一次。还可以每天用生理盐水或者抗生素溶液进行膀胱冲洗，预防感染发生。

81. 尿失禁是怎么回事？

排尿是一个由大脑和脊髓神经系统共同管理的活动，我们平时能够控制住小便,阻止膀胱内存留的尿液流溢出来,主要是靠尿道括约肌的收缩功能。排尿时逼尿肌收缩而尿道括约肌松弛,两者协调才能完成排尿动作。如果膀胱内尿液憋不住而自行由尿道流出,则称为"尿失禁"。尿失禁一般分为以下四种:第一种,真性尿失禁,由于尿道括约肌本身失去控制能力,尿道关闭不全,而尿液不由自主地由尿道溢出。第二种,压力性尿失禁,指突然增加腹压如咳嗽、打喷嚏、大笑、运动或排大便用力时,尿道括约肌突然松弛而出现的尿失禁。第三种,充盈性尿失禁,指膀胱出现尿潴留时,膀胱过度充盈,膀胱内压力高于尿道括约肌的阻力,导致尿液不由自主的持续性或间断性的外流。第四种,急迫性尿失禁,患者突然出现紧迫的尿急感,强烈的尿意,有控制排尿的意识,但是在极短时间内控制不住尿。

尿失禁的原因多种多样,一般可以发生于先天性疾病如尿道上裂;后天的尿道括约肌损伤或疾病;有些手术或者治疗操作对尿道括约肌的损伤;中老年妇女由于盆腔底部肌肉松弛无力,多出现压力性尿失禁;而急迫性尿失禁多现于急性膀胱炎、急性前列腺炎等;充盈性尿失禁多见于前列腺增生引起的尿潴留。

82. 哪些药物能加重前列腺增生症状?

我们知道有些药物可以导致前列腺充血肿胀,从而加重前列腺增生患者的症状,老年患者往往并发多种疾病,需要服用多种药物,经常有患者在用药的时候突然出现小便困难,甚至尿不出来。那么,前列腺增生患者需慎用哪几类药物呢?

(1)抗组胺药:主要有氯苯那敏、苯海拉明、非那根等,一些抗感冒药物,如速效伤风胶囊、感冒通、克感敏、快克胶囊、维C银翘片等复方感冒制剂中,大都含有以上成分。

(2)抗胆碱类药:如复方颠茄合剂、颠茄片、阿托品、溴甲阿托品、溴丙胺太林、奥芬溴铵等。服用此类药物后,会使膀胱逼尿肌张力下降,加重排尿困难,甚至发生尿潴留。

(3)心血管药物:心血管药物中主要有两类可以加重前列腺增生:第一类是扩张血管药,如硝酸甘油、尼群地平等;第二类是能使尿道平滑肌收缩的药物,主要是二氢吡啶类药,如心痛定等。

(4)洁霉素:即林可霉素,该药能阻断神经肌肉的连接通路,易导致尿潴留,在有多种抗生素可供选择的情况下,对前列腺增生患者应禁用洁霉素。

(5)其他:抗抑郁药如多塞平、阿米替丁等;抗精神病药如氯丙嗪(即冬眠灵)、奋乃静等;强效利尿剂如呋塞米、依他尼酸等,均可引起急性尿潴留。

所以,医生在老年男性使用上述药物时,一定要提高警惕,提前做好防范。

83.前列腺增生会发生哪些并发症?

前列腺增生症患者由于长期尿路梗阻,排尿不畅,引起膀胱、输尿管、肾脏压力增加,会导致一系列并发症,主要有以下几类:

🌿并发症 1　感染和结石

由于膀胱通过尿道与外界相通,故膀胱内的尿液不是严格无菌的。前列腺增生以后尿液排出不畅,就更加容易感染。尿液的残留,容易导致有机物质沉积、结晶而形成膀胱结石。

🌿并发症 2　急性尿潴留和血尿

在一些外界诱因如感冒、发烧、饮酒、服某些药物的刺激下,可引起突发尿潴留。由于增生的前列腺充血、静脉曲张、膀胱内感染和(或)结石的作用,可出现血尿,严重者可排出血块,甚至出现大出血,需急诊手术。

🌿并发症 3　尿失禁

前列腺增生症由于尿道梗阻,膀胱内残存尿液过多,形成慢性尿潴留,在挤压作用下,尿液不由自主排出,形成尿失禁,属"充盈性尿失禁"。

🌿并发症 4　肾积水肾功能受损

当膀胱内压力达到一定程度时,输尿管与膀胱壁之间的活瓣作用消失,使尿液沿输尿管向上反流,使肾盂扩张、积水,严重时导致肾皮质变薄,肾功能受损。

84. 中医是如何认识前列腺增生的?

中医理论认为,肾主水,主导人体水液代谢,膀胱贮存并排出尿液,而膀胱与肾相表里,尿液依靠膀胱气化功能调节,还有赖于三焦的气化输布。前列腺增生在中医称为"精癃"或"癃闭"。有文献记载:"闭者小便不通,癃者小便不利,遗溺者小便不禁"。三焦指肺、脾、肾三脏器所处位置和生理功能的总称。居于上焦的肺为水之上源,如邪热壅肺,肺热下移膀胱则水液不能顺畅排出体外,小便不通。脾位于中焦,是气机升降的枢纽,劳倦或饮食伤脾,可致中气下陷,清气不升,浊阴不降;脾胃运化失常,湿热下注膀胱而发病。肾在下焦,主水又与膀胱相表里,老年体弱,肾阳不足则膀胱气化失权而尿不能出。积热日久耗伤肾阴,肾火偏亢而发病。所以,精癃的上焦病源在肺,中焦病源在脾,下焦病源在肾。肺、脾、肾三脏的病变功能失调,均可引起膀胱气化失常而发病。在临床辨证施治中,不但要明确属于哪个脏腑,更要辨明虚实寒热:实证以小便淋漓不爽或尿闭为主;虚证以小便不能控制,失禁为主;寒证以小便清长、怕冷为主;热证以小便灼热疼痛,口干发热为主。只有辨明脏腑寒热虚实,用药才能有的放矢。

85.中医治疗前列腺增生的良方有哪些?

中医治疗精癃以疏导通利为主,辨明虚实最为重要。按照辨证论治原则分为以下几型:

(1)肺失治节型:小便不利伴咽干胸闷,咳嗽痰喘,舌红苔黄,脉浮数。治宜清热宣肺,通利膀胱。清肺饮加减:黄芩10克,桑白皮10克,麦冬10克,车前子30克,木通6克,茯苓15克,沙参15克,杏仁10克,桔梗10克,王不留行20克,泽兰15克。

(2)中气下陷型:小便失禁或遗尿,精神倦怠,少气懒言,舌淡白,脉弱乏力。治宜补中益气,升清降浊。补中益气汤加减:黄芪30克,白术15克,党参30克,升麻6克,柴胡6克,陈皮10克,当归15克,甘草10,茯苓15克,泽泻15克,猪苓15克,肉桂10克。

(3)肾阳不足型:小便不通,夜尿频繁,面色㿠白,神气怯弱,腰膝酸冷,舌淡苔白,脉沉弱。治宜温补肾阳,化气利水。济生肾气丸加减:附子10克,肉桂10克,车前子30克,牛膝15克,熟地15克,山萸肉12克,山药15克,茯苓15克,丹皮10克,泽泻15克,菟丝子15克,覆盆子15克。

(4)肾阴不足型:小便不畅,尿黄而热,五心烦热,耳鸣,多梦,舌红少津,脉细数。治宜滋阴补肾,清利水源。知柏地黄丸加减:知母 10 克,黄柏 12 克,熟地 12 克,生地 12 克,山萸肉 12 克,山药 20 克,泽泻 15 克,茯苓 15 克,丹皮 10 克,王不留行 15 克,泽兰 15 克。

(5)湿热下注型:小便灼热,点滴不畅或闭塞不通,口苦口粘,大便不畅,舌红苔黄腻,脉数。治宜清热泻火,利湿通淋。滋肾通关散合八正散加减:黄柏 15 克,肉桂 6 克,知母 15 克,木通 6 克,车前子 30 克,瞿麦 15 克,山栀 10 克,滑石 15 克,萹蓄 15 克,路路通 15 克,石韦 15 克。

(6)下焦蓄血型:小便点滴而下,会阴及小腹胀满疼痛,可有血尿,舌紫暗有瘀点,脉弦紧或细涩。治宜活血祛瘀,通关利水。代抵挡汤加减:大黄 10 克,当归 15 克,生地 15 克,穿山甲 15 克,芒硝 10 克,桃仁 10 克,肉桂 6 克,土元 10 克,地龙 10 克,王不留行 20 克,丹参 15 克。

86.治疗前列腺增生的单验方有哪些?

(1)蚂蟥散:生水蛭 40 克,研细末后装入胶囊,每次服 1 克,每日 2 次,20 天为 1 疗程。停用 1 周后再服第 2 疗程。功效:祛瘀散结,通淋利尿。

(2)向日葵根汤:向日葵根 9~15 克,水煎煮后温服,功效:利尿通淋。

(3)雄鸡方:小雄鸡一只,当归、贝母、党参各 25 克。雄鸡宰杀洗净,将三味中药装入鸡腔内,加水炖至鸡熟,吃鸡喝汤,早晚各 1 次,次日再加水煎煮,继续服用,连用 3 剂。功效:补虚损,通小便。

(4)田螺 10 个,盐少许,将田螺洗净,捣烂如泥,加盐拌匀,敷于肚脐或脐下三指处。功效:清热利尿。

(5)胡椒 5 粒,葱适量,共捣为泥,取药泥放入肚脐内,用胶布固定,每日 1 次,功效:除寒温阳,通小便。

87. 前列腺增生要做手术吗?

手术是前列腺增生症的重要治疗方法之一,那么,前列腺增生在什么情况下应该手术呢? 这是有一定适应证的。出现了以下几种情况就适合手术。

(1)经过长时间系统正规的药物治疗,小便困难仍然加重者。

(2)尿路梗阻症状严重,膀胱残余尿 60 毫升以上。

(3)已经引起肾功能损害。

(4)多次反复发生急性尿潴留、尿路感染或血尿。

(5)并发膀胱结石。

(6)没有不能耐受手术的心、脑血管疾病。

88. 前列腺手术前应该注意什么?

前列腺术前应该做各项常规检查,包括血常规、尿常规化验、心电图、胸片、肝肾功能检查、凝血系列检查,有的患者还要进行心、肺功能检查,以判断患者对麻醉和手术的耐受能力。如果以上各项检查基本正常,就可以安排手术了。手术前一天晚上应该清淡饮食,晚 8 点以后禁食,10 点以后禁饮水。术前至少 5~7 天停用阿司匹林、氯吡格雷等抗凝药物,以防术中术后止血困难或者手术后出血。肠道准备:术前灌肠或者使用泻药,清除肠道内的粪便,避免手术后因为大便困难引起出血;还应该取下身上的首饰、义齿、隐形眼镜等物品。晚上最好早点休息,必要时可口服镇静安眠药。只有做到全面的检查和准备,才能保证手术的安全和成功,也有助于手术后恢复。

89. 手术切除前列腺有哪几种方法?

目前前列腺增生的手术方法比较多,主要分两个方面,一是常规开放手术,另一种是经尿道微创剜除手术,各有其适应证和优缺点。

(1)耻骨上经膀胱前列腺切除术:为开放手术,是开放手术中最常见的手术。操作较简单,可以同时处理膀胱其他病变。适应证为前列腺特别大，或者同时伴发膀胱结石的患者。但是，这个手术创伤比较大，出血比较多，有时需要输血，恢复也比较慢。

（2）耻骨后前列腺切除术：是开放手术。该手术在膀胱外面切开前列腺包膜，摘除前列腺，比较容易处理出血点，减少出血。

（3）经会阴前列腺切除术：是开放手术的一种，由于会阴部解剖复杂，手术暴露及操作均较困难，较少采用。

（4）经尿道前列腺切除术（TURP）：为微创手术。现在大多采用这种手术方式，已经成为前列腺增生手术的"金标准"。这种手术需要用特制的电切镜，通过尿道放入膀胱，然后在镜下用电刀剜除前列腺组织。目前电导的种类也发展了很多，有常规普通电刀、等离子电刀、气化电刀、激光电刀等，不同的电刀切除效果稍有区别，但是结果相同。术者要熟练掌握这种技术，方能达到安全、有效。目前这种手术已经逐渐取代开放性手术，它的优点是损伤小，出血少，恢复快。

90. 是否有不用切除前列腺的简便手术方法？

经尿道切除前列腺的手术被广泛使用，但是也存在有损伤较大，风险高，技术较难等问题。基于这一点，最近几年我国有专家研制出的新方法：经尿道柱状高压水囊扩裂（简称扩裂术),具有我国自主知识产权。这种手术方法以其操作简单、出血少、风险低,越来越被广泛应用推广。

具体手术方法:首先,要根据前列腺的大小选择不同型号的前列腺扩裂导管,这种导管有内外两个水囊。手术时先用F24 尿道扩张器扩张尿道,继而将扩裂导管插入膀胱内,先将内囊注水使压力增至 0.3 兆帕,并且维持此压力不再下降达 5分钟以上;再向外囊注水使压力表增至 0.3 兆帕,维持外囊压力,放水使压力表降至 0.1 兆帕,这样就扩裂开了前列腺部位的尿道,手术结束。术后生理盐水进行膀胱冲洗,若无血尿,数小时后解除内外囊的压力,更换普通气囊导尿管,间断膀胱冲洗,5~7 天后拔管。此手术优点是保留了前列腺器官,损伤更小,手术时间更短,几乎不出血,恢复也快。

91. 激光如何治疗前列腺增生症?

针对前列腺增生治疗的科学技术不断完善和发展,近年来,前列腺手术已经广泛采用激光为介质,也就是说从以前的普通电刀,发展为高能量的激光,有"钬激光""钛激光""绿激光""铥激光"等,激光的最大特点是精准和凝固止血效果好,可以使前列腺切除更加完美。不同的激光分别具有以下特点:

钬激光(Ho:YAG 激光):属于固体激光,是一种新型的红外手术激光,它的特点和优势是组织穿透度浅,能确保在重要部位和血管附近进行手术,具有良好的安全性和可操作性,还具备极佳的止血功能,钬激光前列腺切除术就是利用激光刀沿前列腺外包膜切掉前列腺增生组织。近年来发现了"绿激光"和"铥激光",各有特点。绿激光(KTP激光)有利于血管的凝固和组织的气化,所以能够气化前列腺组织。铥激光是微量元素钇-铝-石榴石(即铥元素)激发产生的连续激光,能够产生有效的组织气化、切割及凝固作用。与传统手术相比较,激光手术的优点是患者身体表面没有切口,手术过程中和术后出血少,一般不需要输血,并发症也很少。但由于该手术医疗设备昂贵,手术总体花费比较大。

92. 前列腺手术后留置尿管应注意什么?

前列腺术后一般都要留置一段时间导尿管,在这期间,要做好护理和管理。首先,每天需要进行膀胱冲洗,这样可以防止感染,也可以冲洗出膀胱内残余的血块,减少新的出血。其次,需要注意的是:当导管放在膀胱里面时,许多男性会感觉他们的膀胱总是胀痛不适,有一种不停想排尿的感觉,这是由于膀胱受到刺激引起的。膀胱冲洗一般术后前几天连续进行,如果没有新的出血,可以改为每天1～2次。导尿期间,嘱咐患者每天定时开放尿管,排出尿液,这样可以达到训练膀胱自主排尿的功能。导尿管一般在术后 5～7 天拔除,当尿管拔除后,开始排尿时会有点刺痛,还会难以控制尿流,也可能有尿液的泄漏或滴漏,这种情况适当多喝水,多排尿,通常会在 24 小时内消失。

93. 前列腺手术后会有哪些并发症?

前列腺切除手术后有可能出现以下几种并发症:

(1)出血:原因是止血不彻底或气囊尿管安放位置不当、滑脱或破裂。治疗措施是加快膀胱冲洗速度,或者适当调整或更换导尿管,如果仍无法止血时,应再次手术止血。

(2)膀胱痉挛:主要症状是尿意频繁,尿道及耻骨上区疼痛难忍,可致膀胱内尿液从尿管周围流出。治疗上可以口服 M 受体阻滞剂如索利那新、曲司氯铵、托特罗定、普鲁本辛、安定等药物。

(3)附睾炎:由于手术使射精管口敞开,导致后尿道细菌逆行感染所致,容易反复发作。发病时附睾肿胀疼痛,严重者可以化脓。治疗措施包括抗生素静脉注射,精索进行封闭,同时托起阴囊,外用 33% 硫酸镁溶液湿敷,也可外用中药"如意金黄膏"外敷效果更好,恢复更快。

(4)排尿困难:常见原因有膀胱颈水肿、后尿道瘢痕狭窄等。可试行插尿管导尿,如果服药效果不好还可以进行尿道扩张手术，一般每周 1～2 次，4～6 次后改为 2～3 周 1 次。

（5）尿失禁：主要是由于前列腺窝感染水肿、膀胱功能障碍或尿道外括约肌损伤所致。所以要应用抗生素控制感染，锻炼盆底肌肉，采取物理治疗。也可以采用中药及针灸治疗。

（6）深静脉血栓形成：术后由于卧床，容易形成深静脉血栓，以髂、股静脉多见，症状是下肢肿胀疼痛，以小腿为重。一旦确诊，要使用溶栓、抗凝治疗，下肢抬高。作为预防，术后要尽早开始活动及多按摩下肢。

94. 前列腺切除后为何会尿失禁？

前列腺切除手术后，大约有 5％ 的患者会暂时控制不住尿，出现尿失禁。之所以产生尿失禁，主要原因可能是手术对后尿道的损伤、局部创面水肿使远侧尿道括约肌功能失调。另一方面，前列腺切除术后约 60％ 的患者会发生膀胱逼尿肌功能失调，以尿急、尿频、尿失禁为主要症状。老年人大脑皮质对膀胱收缩的抑制降低，慢性尿潴留导致膀胱壁增厚，加重了发生尿失禁的机会。治疗方法包括：盆底肌肉功能锻炼，即交替收缩和放松肛门及会阴部位肌肉，每次约 10～15 分钟，每天约三、四次，坚持一段时间就可以缓解。同时还可以采用中药内服外敷、针灸、理疗等措施，经过一段时间治疗，绝大部分患者可以痊愈。

95. 前列腺切除会不会影响性生活？

无论何种前列腺切除手术，都有可能对后尿道前列腺部位造成损伤，还可能影响到控制阴茎勃起的神经，不可避免给性生活带来一定影响。

目前开展的几种前列腺手术对性功能影响不太一样：经尿道柱状高压水囊扩裂术对性功能影响最小；经尿道前列腺电切术既不影响控制阴茎勃起的神经，也不影响阴茎的血流供应，因此导致阳萎的可能性也很小。耻骨上经膀胱前列腺切除术需切开膀胱前壁，有可能损伤神经，对性功能的影响最大，大多会发生逆行射精，相当一部分患者可能发生勃起功能障碍。术后阳萎，也就是勃起功能障碍发生率最高的一种手术方式是"经会阴前列腺切除术"，好在临床很少采用。

尽管前列腺切除手术影响性功能，但大多数患者经过精心调整和治疗，是有可能恢复的。

96. 前列腺手术出院后应该注意什么？

前列腺切除手术后，患者仍要保持警惕，在日常生活、起居、饮食、运动等方面还是要多加小心，防止出现并发症。首先，在出院后三个月内，应该注意避免骑自行车和剧烈运动，防止大便秘结、剧烈咳嗽。同时要避免饮酒，禁忌房事，避免食用活血食品及药品(如当归、红糖、黑木耳、丹参、山楂、菊花等)。调理好日常饮食,多食新鲜水果、蔬菜、粗粮及大豆制品,多食蜂蜜以保持大便通畅,适量食用牛肉,鸡肉等蛋白质丰富的食物,以补充因为手术引起的营养缺乏。

前列腺切除手术后有延期出血和感染的可能,要随时注意观察有无异常情况,如遇到尿液颜色变红,尿急,尿痛,甚至明显血尿或血块,则应及时前往医院就诊,不可拖延。可以每日饮水 2000～3000 毫升作为预防,少饮浓茶。

术后服抗菌药约一周左右,术后两周来院复诊。前列腺手术完全恢复需要 3 个月以上,在这以后可以恢复正常生活。总之,要记住遵从医嘱,坚持用药,定期检查,还应注意季节变化,防止感冒,适当运动,保持心情愉悦,这些都有利于患者全身情况的恢复。

97. 微波治疗前列腺增生效果如何?

近些年微波热疗治疗前列腺增生症临床应用广泛。微波,即波长在 1 毫米～1 米之间的电磁波,是一种可以使人体特定部位产生温热效应的电磁波,它的穿透性能特别强,而且容易被组织吸收。研究证明,温热性理疗对前列腺增生有效。因为前列腺这个器官位置特别深,一般的皮肤浅表理疗不容易起到作用。正因为微波具有的穿透力和组织吸收强的特点,应用于治疗前列腺增生,效果显著。在治疗设备上,有大型深部辐射设备,也有小型灵活设备,都具有简便、痛苦小、安全有效的特点,为广大患者所接受。它是非手术疗法,有自身独特的优点,特别适用于患有陈旧性心梗、脑血栓、高血压、年龄较大、手术风险大的高危年龄组患者。如果特别恐惧手术的患者,也可以使用它进行治疗。

98. 前列腺增生能否转变成癌症?

在我国,近几年前列腺癌的发病率有所上升,许多人担心前列腺增生会转化成癌症,这个担心有没有必要呢?我们知道,前列腺增生和前列腺癌均为老年男性常见病,前列腺增生属良性病变,它与前列腺癌之间的关系,尚无定论。研究发现,我国前列腺增生患者中同时伴有前列腺癌的比例在5%左右,这个比例比欧美等国要低。

前列腺增生的发病率远高于前列腺癌,研究认为,前列腺增生本身一般不会演变成前列腺癌,因为它们发病机理不同,病变区域也不同。前列腺增生多发生于前列腺移行区,而前列腺癌则发生于外周区的包膜下腺体,两者尽管共存于一个腺体,但处于前列腺不同的部位,故两者在发病上无必然关系。

大约有75%的前列腺癌的临床表现与前列腺增生极为

相似。鉴别的方法可通过肛门指诊、B超、核磁共振、血清酸性磷酸酶、前列腺特异抗原(PSA)，必要时可行前列腺组织穿刺活检。

99. 如何尽早发现前列腺癌？

前列腺癌早期多无任何症状，当肿瘤增大压迫尿道时，才会出现小便困难等类似前列腺增生的症状。大约80%的患者首先发现远处转移病灶，比如肺部、脊柱、骨盆等处的转移肿瘤，然后才会发现前列腺癌。此时，病变已经属晚期，预后不良。可见，早期发现前列腺癌十分重要。

前列腺癌的临床症状出现早晚及其严重程度，取决于癌肿生长的速度和压迫尿道的程度。癌肿首先压迫尿道，表现出排尿异常，有的还会出现血尿。后期小便更加困难，严重者造成尿潴留。当盆腔转移时，可出现腰背部疼痛，可向会阴部及肛门周围放射。专家建议：凡年龄在50岁以上的男性，特别是平时前列腺有疾病的人，每年应作一次直肠指检，这对于早期诊断极为重要，越早诊断根治机会就越大。抽血化验体内前列腺特异抗原(PSA)提高了前列腺癌的诊断准确率。这种方法能早期发现前列腺癌，且简便易行。

100. PSA 是什么？

临床上泌尿外科医生经常会让前列腺患者检查 PSA，那么，PSA 究竟是什么呢？它是"前列腺特异抗原"的英文缩写。前列腺特异抗原是一种含有 237 个氨基酸的单链多肽。正常情况下，PSA 是由前列腺上皮细胞分泌产生的一种丝氨酸蛋白酶，是一种糖蛋白。它的作用是帮助精液水解液化，与男性生育有关。正常的前列腺导管系统周围存在着一种屏障，避免 PSA 直接进入血液之中，从而维持了血液中 PSA 的低浓度。前列腺发生癌变时，就破坏了这个屏障，而癌细胞分泌的 PSA 亦增加了，致使 PSA 直接进入血液。癌细胞的恶性程度越高，对于正常前列腺组织破坏越大，血清中 PSA 越高。一般认为，血清 PSA 小于 4.0 纳克/毫升为正常，PSA 大于 10 纳克/毫升则患前腺癌的危险性增加。但是也有另外一种情况，那就是在进行前列腺按摩后，也会不同程度破坏这个屏障，PSA 也会暂时升高，提示我们，检测 PSA 时最好在前列腺按摩一周后进行。

101. 前列腺癌应与哪些疾病区别？

前列腺癌在诊断不明确时，最容易与下列疾病相混淆。

(1)前列腺增生：与前列腺癌症状相似，但患者一般状况好,排尿困难有反复。腺体呈弥漫性均匀增大,表面光滑,无硬结,大部分患者血中酸性磷酸酶不增高。

(2)前列腺结石:因前列腺有质地坚硬的结节与前列腺癌相似。但前列腺结石做直肠指检时,有时并摸不到,有时可有摩擦声,X线照片可见耻骨联合附近有结石阴影。

(3)前列腺结核:发病很少,经常有结核病史或合并有泌尿系其他部位结核。腺体稍增大,较硬,有结节。尿中可查到结核杆菌,仔细询问病史很重要。

(4)前列腺肉瘤:与前列腺癌症状相似,以青年人较多。前列腺肿大,但质地柔韧,软如囊性。活体组织检查可以确诊。

(5)前列腺纤维硬结:多为慢性前列腺炎症,长期不愈,有纤维组织增生,局部可以触摸到结节,主要区别在于酸性磷酸酶不升高,前列腺活体组织检查无肿瘤改变。

102. 怎样知道患了前列腺癌?

前列腺癌的诊断,主要依据临床症状、专科医生查体、各种理化检查,其中,最重要的是直肠指诊和前列腺组织活检。

(1)直肠指诊:在早期诊断中极其重要,其准确率可达50%～75%。特征是:前列腺内有硬结隆起,表面光滑或不光滑,比较固定,质地较硬。应该高度怀疑肿瘤,必须进行进一步检查。

(2)活体组织检查：用特制穿刺针经会阴或直肠刺入前列腺腺体中的可疑病灶，取得小块组织，进行病理检查。有时需要多次穿刺检查，如果找到肿瘤细胞，就可以确诊。

(3)生化检查：血清酸性和碱性磷酸酶，前列腺液乳酸脱氢同工酶测定。前列腺癌这些指标都会升高。

(4)免疫检测：血清前列腺特异抗原(PSA)检测。前列腺癌指标升高，也是判断治疗效果的指标。

(5)细胞学诊断：利用特殊设备，进行前列腺分泌液细胞学检查，准确率约为87.7%。

(6)X线检查：骨骼X线片检查可以发现骨盆和腰椎转移病灶。

(7)骨扫描：有利于发现骨骼转移灶。

(8)超声扫描：可经体外或直肠进行，可发现前列腺肿块。

(9)CT或核磁(MR)扫描：可发现前列腺内包块大小、位置，同时可以看到膀胱、精囊以及盆腔其他部位是否受到侵犯。

103. 前列腺癌怎么治?

前列腺癌的治疗主要分为以下几种方法：

(1)手术治疗：适合于早期癌肿局限在前列腺包膜内的

患者。

(2)内分泌治疗:因为前列腺癌是由雄激素刺激发生的,内分泌治疗的目的是消除激素对前列腺癌的刺激,也称去势治疗。包括以下几种方法和药物:

1)阻断雄激素来源:分为手术及药物两种方法。手术方法包括睾丸切除术、肾上腺切除及垂体破坏术等。药物是黄体生成素释放激素类似物,包括亮丙瑞林、戈舍瑞林、曲普瑞林等,长期应用减少雄激素水平。

2)抑制垂体黄体生成激素的释放:药物为各种雌激素制剂,如己烯雌酚。

3)抑制类固醇合成:药物有醋酸阿比特龙等。

4)阻断雄激素:非类固醇类抗雄激素药物比卡鲁胺。

(3)放射治疗:钴60直线加速器,照射前列腺局部及盆腔、腹部淋巴结。组织内照射:在前列腺内或前列腺切除后手术野注射或植入胶体[198]金、[125]碘等。

(4)化学治疗:常用的化疗药物有5-氟尿嘧啶、环磷酰胺、磷酸雌二醇、氮芥、氨甲蝶呤、长春新碱等。联合用药可减轻毒副作用。

(5)其他:冷冻及免疫治疗等,疗效不肯定。

前列腺疾病的调养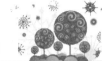

104. 急性前列腺炎的饮食疗法有哪些？

急性前列腺炎患病期间，除了药物治疗的同时，还可以采取以下饮食疗法，能达到加快祛除病邪，保健强身的功效。

(1)荸荠150克(带皮)，洗净去蒂，切碎捣烂，加温开水250毫升，充分拌匀，滤去渣皮，饮汁，每日2次。

(2)绿豆芽250克。将绿豆芽洗净，起油锅炒熟，下盐调味即可，随量食用或佐餐。

(3)鲜莴苣250克，食盐，黄酒适量。将鲜莴苣去皮，用冷开水洗净，切丝，以食盐、黄酒调拌即可，随量食用。

(4)赤小豆50克，鲤鱼(或鲫鱼)1尾。先煮鱼取汁，另水煮赤小豆作粥，临熟入鱼汁调匀(不加佐料)。

(5)车前绿豆粱米粥。将车前子60克、橘皮15克、通草10克纱布包，煮汁去渣，入绿豆50克和高粱米100克煮粥。空腹服，连服数日。

105. 慢性前列腺炎验方及偏方有哪些?

介绍几种治疗前列腺炎的单验方:

(1)冬瓜瓤汁:冬瓜 1 个,取瓤用纱布绞汁。每次服 1 杯,每日 2 次。

(2)三汁汤:葡萄汁、藕汁、生地黄汁,加上蜂蜜各 50 克,共同煎煮后,每日分 2 次饭前服用。

(3)芪茅饮:生黄芪 30 克,白茅根 30 克(鲜品 60 克),肉苁蓉 20 克,西瓜皮 60 克(鲜品 200 克),白砂糖适量。将以上四味药物同放进砂锅内,加适量清水,中火煎煮,将成时加白糖,待温后饮用,每日 2~3 次。

(4)胡枝草煎:胡枝子(牡荆)鲜全草 30~60 克,车前草 15~30 克,冰糖 30 克。酌加水煎。日服 3 次。

(5)甘蔗藕汁:鲜甘蔗 500 克,白藕 500 克,甘蔗洗净剥皮,切碎,用纱布挤压取汁;白藕洗净,切碎,用甘蔗汁浸泡 4~5 小时,再用纱布挤压取汁。每天分 2~3 次饮完。

(6)玉米须汤:玉米须 50 克,车前子 25 克,甘草 10 克,水煎煮,每日服 1 剂。

106. 防治前列腺炎日常食疗方有哪些?

在日常饮食当中如何预防前列腺炎呢? 给大家介绍几种

食疗方。

(1)炒南瓜子:炒南瓜子 50 克,每日食用,持续 3～5个月。

(2)山药粥:山药 40 克,山萸肉 40 克,枸杞子 20 克,薏米 50 克。加水煮成粥,每日早晚食用,1～3 个月。

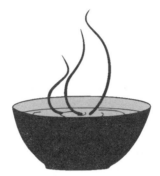

(3)参芪杞子粥:党参 30 克,黄芪 30 克,枸杞子 10 克,大米 100 克。将党参、黄芪放入砂锅内,中火煎汁;枸杞子、大米在另一锅内煮粥,至半熟时,倒入参芪药汁再共煮成粥,待温调味,早晚食用。

(4)泥鳅炖豆腐:活泥鳅 500 克,鲜豆腐 250 克,姜、盐、味精适量。将泥鳅去鳃及内脏,洗净后放入锅内,加食盐、生姜及清水,大火烧开,再用文火清炖至五成熟,加入豆腐块,继续炖至泥鳅皮肉烂熟,即可佐餐食用。

(5)白玉兰猪瘦肉汤:选用鲜白玉兰(白兰花)30 克(干品 10 克),鲜猪瘦肉 150 克。先将猪瘦肉切成块,白玉兰洗净,同放入砂锅内,加适量清水,中火煲汤。食盐调味,饮汤食肉。

107. 妻子的关爱在男性前列腺疾病的治疗方面有哪些帮助?

当今社会的发展和生活节奏加快,对于男人有很高的期望,生活和工作的巨大压力,让男人感到很辛苦。实际上,男性在很多方面比女人更脆弱。例如男性耐受疾病的能力就不如女性;男性不如女性耐受寒冷、饥饿、疲劳和精神压力;男性自杀的比例也高于女性;男性意外死亡的危险性更是高于女性;男性的平均寿命不及女性高。所以,男人一旦出现生理、心理问题,除了求助于专科医生,进行必要的检查治疗和心理调整外,作为妻子,及时体察丈夫心理的细微变化,多给予丈夫些体贴、关爱与谅解,可以明显缓解丈夫的紧张情绪,帮助他顺利地渡过难关,只有这样,才能够让男性更快远离病痛折磨,还可以让丈夫更加珍爱自己的妻子,改善夫妻关系。

有时候,妻子扮演着比医生更加重要的角色。及时地劝解和疏导可以帮助丈夫渡过心理难关,重建自信心,可以使他客观地评价自我,因此可以避免"病前性格"导致的疾病,例如慢性前列腺炎和性功能障碍等,还可防止一些过激行为或异常心态的发生与恶化。

许多男性的疾病往往可以通过家庭内的饮食改变和生活方式调整,还可通过性生活的默契配合而得到化解。对于慢性前列腺炎患者,我们尤其提倡"夫妻同治"。要做到这一点,以下几个方面要注意：

(1)由于前列腺炎给男人带来了太多的麻烦,一些患者担心疾病对生育、性能力和健康等诸多方面产生影响,导致精神负担过重,成为疾病久治不愈的重要原因。所以,妻子要帮助丈夫消除不必要的顾虑和对疾病的误解,树立信心,消除悲观失望情绪,鼓励他积极配合医生治疗。

(2)合理安排饮食:为了防治慢性前列腺炎,应该为丈夫的餐桌上预备以下食物:①避免辛辣刺激食物和酒精。②增加抗氧化剂的摄入,如粗粮、坚果、植物油、新鲜蔬菜和水果。③微量元素锌,可调整免疫系统的功能,增加前列腺局部抗感染能力。所以,给男子的饮食中多加海产品、瘦肉、粗粮、豆类植物,可以满足其机体对锌的需求。④每天食用1～2个苹果。苹果含有大量的维生素C及其他营养物质,其中锌的含量也很高。

(3)为他准备一个"温情水杯",鼓励他每天饮用两升以上的开水或茶水,大量的饮水可以充分清洗尿道,对前列腺的健康保健很有好处。提醒他多喝水,每天至少要喝6～8杯水,要及时排尿,不要憋尿。

(4)有规律的性生活可以保持前列腺的正常新陈代谢,有助于清除前列腺内的有害物质,加速局部的血液循环,有利于前列腺功能的恢复并加速炎症的消退,同时也是增加夫妻感情,防止性冷淡的重要措施。

（5）及时增添衣服,尤其是前列腺局部的防寒保暖措施一定要到位。经常久坐的男人前列腺负担较重,例如"打麻将"时间久了,就容易压迫前列腺引发疾病。因此应该提醒丈夫尽量避免长时间久坐。

（6）选择合适的交通工具,骑自行车、赛车、骑摩托及骑马等骑跨动作等都可以造成对前列腺的直接压迫,容易引起前列腺的充血水肿,是前列腺疾病的重要诱发因素,应该提醒丈夫尽量避免。

（7）坚持适当的体育锻炼,例如经常打太极拳、短跑或饭后散步等,能改善血液循环,有利于局部炎症的吸收,增强机体的内在抵抗力和免疫功能,对于防治前列腺炎的发生都具有重要意义。运动可以帮助丈夫尽快恢复体能,而且可以有助于改善精神状态,妻子要多在这些方面多鼓励丈夫,并且两人共同锻炼。

108. 为什么说预防前列腺增生四十岁是关键?

前列腺增生发病的一个重要条件是年龄的增长。四十岁对于人的一生是一个至关重要的转折点,正如我国古老的医学典籍《黄帝内经》中说的:"……年四十,而阴气自半,起居衰矣……"。四十岁以后,人体各个组织器官和生理功能开始走下坡路。这个时候前列腺组织逐渐开始增生,鉴于此,年届四十的男性朋友一定要倍加爱护自己的前列腺。保持健康积极的生活态度、养成良好的生活习惯,对预防增生或推迟发病很重要。在饮食上应以清淡易消化为佳,多吃蔬菜水果,戒酒。尽可能减少骑自行车,切忌长时间憋尿,视年龄和健康状况有规律地性生活。保持心情舒畅,切忌过度劳累。适当进行体育锻炼,增强机体免疫力。若能如此,一定会使您远离前列腺增生的困扰!

109. 怎样做好自我保健,延缓增生?

前列腺增生已经成为老年男性的常见、多发病,但是许多人由于缺乏前列腺增生症科普知识,而没有及时检查,疏于去医院及时治疗,长期下去耽误了最佳治疗时间,造成并发症。因此,老年人要注重自我保健,坚持下去,就可以延缓前列腺增生。

给大家介绍几个具体预防方法:

(1)拒绝辛辣刺激性食品,尤其不要饮酒:这些都可导致前列腺充血,又会导致或加重便秘,增加排尿困难症状。

(2)避免憋尿:憋尿会造成膀胱过度充盈,使膀胱逼尿肌张力减弱,前列腺充血肿胀,排尿困难,容易诱发急性尿潴留。

(3)防止受寒:秋末至初春,尤其是冬季,天气变化无常,寒冷往往会使病情加重。一定要注意防寒保暖,预防感冒和上呼吸道感染。会阴部一定要注意,不要坐卧于寒冷潮湿的地方。

(4)适量饮水:白天多饮水,夜间减少。这样不但有利于尿液对尿路的冲洗,还能防止尿液浓缩而形成结石。夜间适当减少饮水,以免膀胱过度充盈和夜间尿频影响睡眠。

(5)防止过度劳累:过度劳累会耗伤体力和气血,导致体力下降,造成排尿无力,容易引起尿潴留。

(6)避免久坐:经常久坐容易使会阴部充血,前列腺肿胀,引起排尿困难。所以,伏案工作一段时间要定时起身活动。

110.前列腺增生吃什么好?

食疗是防治慢性病的好方法,老年人在日常生活中应该注意自己的饮食,既有利于保健又可治疗前列腺增生。给大家介绍三款日常食疗的保健方法。

绿豆汤

配料:绿豆100克。

制法:绿豆洗净,置锅中,加清水500毫升,急火煮开10分钟,每次10毫升,再加开水,代茶冲饮。

功效:清热利湿,利小便。

烧田螺

配料:田螺 500 克,黄酒、姜、葱、酱油适量。

制法:将田螺洗净,剪去尾尖,加姜、葱,用素油煸炒,加黄油、盐、酱油少许,糖适量,烧熟食用。

功效:清利湿热,利水利尿。

西瓜水

配料:西瓜 1 只。

制法:西瓜洗净,剖开,以瓜代食。

功效:清热利湿。

杜仲牛膝黄柏煲猪腰

配料:杜仲 30 克,牛膝 30 克,黄柏 10 克,猪腰 1 只。

制法:猪腰同药材煲汤。

功效:杜仲补腰固肾,益精气,治尿后余沥;牛膝活血祛瘀;黄柏清热滋阴,协同牛膝能滋阴利尿;猪腰补肾为引经药。

参芪冬瓜汤

配料:党参 15 克,黄芪 20 克,冬瓜 50 克,味精、香油、盐适量。

制法:将党参、黄芪置于砂锅内加水煎 15 分钟去渣留汁,趁热加入冬瓜至熟,再加调料即成,佐餐用。

功效:健脾益气,升阳利尿。

111. 前列腺增生的保健秘方有哪些?

得了前列腺增生日常要如何保养呢?下面介绍 10 个前列腺增生的保健方法。

(1)防止受寒,预防感冒和上呼吸道感染。

(2)绝对忌酒,饮酒可使前列腺及膀胱颈充血水肿而诱发尿潴留。

(3)饮食清淡,少食辛辣刺激性食品。

(4)不可憋尿,憋尿容易诱发急性尿潴留,一定要做到有尿就排。

(5)不可过劳,过度劳累会耗伤中气,造成排尿无力,容易引起尿潴留。

(6)避免久坐,久坐会加重会阴部充血。应适当参加文体活动及锻炼。

(7)适量饮水,饮水过少会引起脱水,还容易导致结石形成。

(8)慎用药物,有些药物可加重排尿困难,甚至引起急性尿潴留,主要有阿托品、颠茄片及麻黄素片、异丙肾上腺素等。

(9)及时治疗,彻底治疗前列腺炎、膀胱炎与尿道结石等疾病。

(10)按摩小腹,点压按摩脐下气海、关元等穴位,有利于膀胱功能恢复。小便时稍加压力按摩,可促进膀胱排空,减少残余尿。

112. 哪些食物可预防前列腺癌?

前列腺癌是男性生殖系统常见的恶性肿瘤,随着我国步入老龄化社会,它可能成为危害男性健康的第一肿瘤"杀手"!

大家都知道,饮食习惯与肿瘤的关系密不可分,有关研究表明,以下五种食物,如果经常食用,可以预防前列腺癌。

豆类

豆类制品经胃肠道消化、吸收后,会产生一种植物雌激素混合物"牛尿酚",它可以有效抑制雄激素双氢睾酮,对前列腺有保护作用。

食用建议:做成汤汁饮用最佳。

贴心提示:大豆、黄豆、花生等均含有"植物雌激素"。

洋葱

洋葱含有一种"槲皮黄素",这是目前已知最有效的天然抗癌物质之一,同时还含有微量元素硒,是一种很强的抗氧化剂,能帮助消除体内自由基,增强细胞代谢能力。

食用建议:洗净后生、熟食均可,每次摄入不宜超过50克。

贴心提示:苹果、茶和红葡萄酒中都含有"槲皮黄素"。

南瓜子

前列腺正常分泌激素,维持功能,需要依靠脂肪酸和微量元素锌的帮助,而南瓜子富含脂肪酸和微量元素锌,可维护前列腺良好的功能。

食用建议:剥皮嚼食,每次间隔4小时。

贴心提示:葵瓜子、菜子油、红花子油和玉米油等也含有丰富的脂肪酸。

番茄

番茄含有一种叫番茄红素的物质,具有独特的抗氧化功效,对有害游离基的抑制作用是维生素E的10倍,能降低患前列腺癌的风险。

食用建议:每天食用50～100克新鲜番茄,能满足人体多种维生素和微量元素的需要。加热后食用,抗氧化效果更好。

贴心提示:杏、葡萄柚、西瓜等水果中也富含抗氧化剂。

猕猴桃

猕猴桃富含氨基酸,其维生素 C 是等量柑橘的 5～6 倍,还有维生素 B_1、胡萝卜素及钙、磷、铁等多种营养物质,特别是"抗突变成分"谷胱甘肽,对前列腺、肝、肺、皮肤等癌细胞突变有一定的抑制作用。

食用建议:鲜猕猴桃 50 克,去皮,捣烂,加温开水 250 毫升,搅匀后饮服,每日 2 次。

113. 维生素 E 在预防前列腺癌中的作用有哪些?

科学研究发现,前列腺特异抗原和雄激素受体这两种蛋白质是导致前列腺发生癌变的主要物质。维生素 E 能干扰前列腺癌细胞产生以上两种蛋白的能力。当前列腺癌细胞被暴露于维生素 E 中,前列腺特异抗原水平会下降 90%,癌细胞的生长被抑制,癌细胞的数目减少 25%～50%。临床上也发现,经常服用维生素 E 补充剂的男性,前列腺癌的发病率能下降三分之一,而且并不抑制睾丸激素。所以,建议中老年男性可以适当补充维生素 E,预防前列腺癌。

114. 多吃鱼、大蒜、洋葱可以预防前列腺癌吗?

据调查显示,经常吃鱼的人不容易患前列腺癌。据分析,鱼体内含有一种欧米加-3脂肪酸,特别是三文鱼等脂肪较多的鱼,有预防前列腺癌的功效。

美国科学家对238名前列腺癌患者和471名未患前列腺癌的男子日常饮食进行分析后发现:平均每天进食9克以上洋葱、大蒜、细香葱及大葱等葱类蔬菜的男子,患前列腺癌的风险会大大降低。我国自古以来就有药食同源之说,以上几种蔬菜的共同价值,早在明代李时珍所著《本草纲目》中就有记载。现代研究证明,大蒜、葱类蔬菜主要含有大蒜素以及硒等抗氧化物质,具有杀菌、增强免疫力、降血脂、控制血糖、促进肠胃蠕动等多种作用。关键是具有抗癌防癌作用,所以日常生活中不妨经常食用。

115. 抗前列腺癌的食谱有哪些?

国际上曾经针对1230位40～64岁正常和罹患前列腺癌的男性进行了多年追踪研究,统计他们平时蔬菜水果摄取量以及几年前的饮食习惯。结果显示,每周吃三份以上绿色花椰菜、卷心菜的人,与只吃一份的人相对照,其前列腺癌罹患风险减少了41％之多。这是因为植物里的营养成分和特殊植物素能够帮助身体进行更有效地清除废物工作,有助于减少诱发癌症的毒素在人体内的滞留时间。

如果想利用蔬菜水果达到预防前列腺癌的保健效果,可以试试下面的"防癌食谱"。

(1)早餐时,喝一杯西红柿汁。

(2)午餐时,吃一碗含有胡萝卜、卷心菜或绿色花椰菜的沙拉或水煮蔬菜。

(3)晚餐时,吃一份豆类,或是五谷杂粮糙米饭。

(4)肚子饿的时候,随时吃一点萝卜樱、小西红柿。

116."禁欲"能减少前列腺疾病吗?

前列腺患者经常有这样的困惑:有的医生讲必须禁止性生活,而有的医生却认为不必禁欲。到底怎样才合适呢?性生活过频固然是慢性前列腺炎发病的原因之一,岂不知禁欲同样可以引起前列腺炎,尤其是无菌性前列腺炎和前列腺痛。性发育正常的男性,不可避免会因为某些刺激而发生性冲动,当性冲动未能得到宣泄时,虽然人们精神心理情绪上安静下来,但是生殖器官内部的生理变化并未平息,造成前列腺、精囊腺分泌增加,局部充血,久而久之,就可能导致前列腺发炎或增生。因此,"禁欲"不但不能减少前列腺疾病的发生,相反还能引起前列腺发病,适度宣泄性冲动,定时排泄精液,不失为预防前列腺疾病的好方法。

117. 前列腺保健的小秘方有哪些?

前列腺的健康是广大男性关心的焦点问题,如果做到以下几点,就能更好保护前列腺:

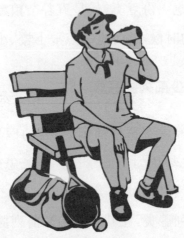

(1)适当多喝水,可以稀释尿液,防止高浓度尿液对前列腺产生刺激。

(2)及时排尿不憋尿,促使体内废物排出。

(3)多放松,包括身体和心理的放松,自我调节,减轻压力。

(4)规律的性生活,让前列腺排空的最佳方法莫过于规律的性生活,过度纵欲或长期禁欲都对前列腺十分不利。

(5)洗温水澡,可以缓解全身肌肉紧张,尤其是热水坐浴,能促进前列腺的血液循环。

（6）远离咖啡因、辛辣与酒精，这三种刺激性食物对于男性的影响因人而异，但是它们都对前列腺有很大的刺激作用，为了健康最好远离。

118. 按摩有保健前列腺的作用吗？

前列腺的保健方法多种多样，介绍一套保健前列腺的自我按摩方法，简单方便，可以在临睡前做自我按摩，以达到保健前列腺的目的。

具体动作如下：仰卧位，两腿伸直，左手放在肚脐上（神阙穴），用中指、食指、无名指三指旋转，同时，用右手三指放在会阴部旋转按摩，一共100次，完毕后换手做同样动作。肚脐的周围有气海、关元、中极等穴位，中医认为是丹田命门之所在，属于任脉穴位，可以促进气血经络，膀胱气化功能。会阴部的会阴穴为生死穴，联系任、督二脉，能使全身气血周流通达，而前列腺恰恰位于任、督二脉交汇处。这种按摩手法有利于前列腺部位的血液循环，起到抗炎、止痛和消肿的作用。只要坚持下去，一定会收到明显的效果。

119. 不同阶段怎样更好地保护好男人的"栗子"？

当今社会对于广大男性来说，竞争激烈，"压力山大"。高强度和快节奏的工作生活方式导致身体透支，精神疲惫。据统计，近年来男性的健康状况很不乐观，充分说明男性真的需要关爱，更需要自我保护！自我保健意识非常重要。

说到关爱和保护，首当其冲是男性自身的"栗子"——前列腺。如果年轻时没有建立全面的预防和保健意识，人到中年将是多事之秋，而到老年就会出现许多尴尬。

保护前列腺，应从青少年做起。这个时期的一项重要生理现象就是出现遗精，这时家长或老师要帮他们解除顾虑，让他们远离色情的刺激，正确与异性交往，千万不要过早偷食"禁果"或频繁手淫，把注意力转移到文体活动和学习、读书、交友上面，当然也不要过度强调手淫的危害，正确对待就可以了。

结婚以后更要有前列腺的保健意识，首先性生活要规律，不可过度纵欲，其次不要过度饮酒，因为前列腺最容易"醉酒"而受伤。第三要适当锻炼，防止久坐不活动引起前列腺"发福"而出现病变。

人到中年，进入老年，尤其要注意爱护前列腺，坚持体育锻炼不失为一个好方法，如果能坚持进行太极拳、保健操的锻炼则更好。同时有意识地加强盆底肌肉训练，锻炼膀胱功能，根据身体条件适当进行性生活，同时注意饮食健康和生活起居。只要树立保护前列腺的主动意识，随时注重呵护自身的"栗子"，男性一生就一定会远离前列腺疾病的困扰！